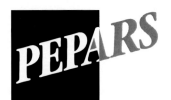

【ペパーズ】
編集企画にあたって…

再建外科は形成外科医であれば必ず必要となる手技のひとつです．私が形成外科に入局したのは 1988 年ですが，当時は日本語の形成外科の教科書も少なく，再建で皮弁が必要な時は，英文を調べる必要が多かった気がします．文献を調べる時も，インターネットがなく，医中誌も図書館に行って製本されたものを各年号ごと調べるしかありませんでした．Medline も出る前で，そのあとも図書館で CD を各年ごと入れ替えて調べていました．PC は NEC の 98 が全盛期で，高くて大きく自分では買えるものではなく，5 inch のフロッピーディスクを交換していました．1990 年頃，論文を書く時に自分で初めて買ったのはパソコンではなくワープロで 3 inch のフロッピーディスクでした．現在はインターネットで手術の動画を見ることができる時代です．この巻頭言もベトナムの奥地で書いています．少し遅いですが Wi-Fi でメールも使えるのが驚きです．便利なような，仕事に追われて更に不便になったような複雑な感じです．もっとも便利になっても仕事をためているのはいつも自分の責任ですが．

どのような時代になっても知識の元は本など文字を基本とするものです．詳細なところや苦労してきたところはインターネットではなかなか頭に入って来ません．現在は日本語の教科書などが多くそろっていますが，よく使う皮弁の起こし方などについてまとめて書いているものは少ないと思います．

今回の企画では初心者が再建を始めるにあたって必要になる皮弁をまとめました．最近，英語の論文や学会では Workhorse という言葉がよく使われます．Workhorse となるべき使用頻度の高い，または覚えておけば使用しやすい基本となる皮弁に関して今回は選んだつもりです．執筆者も主に症例の多い施設や私が昔から論文を参考にさせて頂いた先輩の先生にお願いいたしました．初心者が陥りやすい点などにポイントをおいて豊富な写真とともに呈示をお願いいたしました．初心者の先生が Workhorse になる皮弁を見つける助けとなり，手術前に一読していただける号になればと思います．

最後にお忙しい中ご執筆いただいた諸先生といつも原稿の遅れでご迷惑をおかけしている株式会社全日本病院出版会の鈴木由子氏，末定広光氏に深謝いたします．

2016 年 9 月

関堂　充

KEY WORDS INDEX

和文

か行
外側足底動脈　81
解剖学的血行領域　1
下顎再建　27
角枝　27
逆行性内側足底皮弁　81
胸肩峰動脈　1
筋間穿通枝　36
筋肉内穿通枝　36
筋皮弁　75
血管柄付き骨移植　57
血管柄付き腓骨頭移植　57
血管柄付き腓腹神経移植　57
血行形態　18
肩甲回旋動脈　27
肩甲骨・肩甲皮弁　27
広背筋　18

さ行
再建外科　46
再建手術　57
坐骨部再建　75
斜軸型腹直筋皮弁　63
上顎再建　63
仙骨部再建　75
前外側大腿皮弁　36
浅腸骨回旋動脈　46
穿通枝　18
穿通枝皮弁　75
足底荷重部再建　81
鼠径皮弁　46

た行
大胸筋皮弁　1
大臀筋　75
橈骨動静脈　11
頭頸部　11
頭頸部再建　1
橈側皮静脈　11

な行
内胸動脈第3肋間穿通枝　1
内側足底動脈　81
内側足底皮弁　81

は行
薄層化　46
腓骨動静脈　57
腓骨皮弁　57
腹直筋皮弁　63

ま行
マイクロサージャリー　11

や行
有茎皮弁　18,46
遊離前腕皮弁　11
遊離皮弁　18,46
横軸型腹直筋皮弁　63

ら行
連合皮弁　27
肋軟骨　63

欧文

A・C
anatomical vascular territory　1
angular branch　27
anterolateral thigh flap　36
cephalic vein　11
circumflex scapular artery　27
combined flap　27
costal cartilage　63

F・G
free flap　18,46
free forearm flap　11
free vascularized bone graft　57
free vascularized fibular graft　57
free vascularized fibular head graft transfer　57
free vascularized sural nerve graft transfer　57
gluteus maximus muscle　75
groin flap　46

H・I
head and neck　11
head and neck reconstruction　1
ischial reconstruction　75

L・M
lateral plantar artery　81
latissimus dorsi muscle　18
mandibular reconstruction　27
maxillary reconstruction　63
medial plantar artery　81
medial plantar flap　81
microsurgery　11
muscle perforator　36
musculocutaneous flap　75

O・P
ORAM flap　63
osteocutaneous scapular flap　27
pectoralis major myocutaneous flap　1
pedicled flap　18,46
perforating branch　18
perforator flap　75
peroneal vessels　57

R・S
radial artery and vein　11
reconstructive microsurgery　57
reconstructive surgery　46
rectus abdominis myocutaneous flap　63
reverse-flow medial plantar flap　81
sacral reconstruction　75
septocutaneous perforator　36
superficial circumflex iliac artery　46

T〜W
the third intercostal perforating branch of the internal thoracic artery　1
thinning　46
thoracoacromial artery　1
TRAM flap　63
vascular distribution　18
weight-bearing plantar reconstruction　81

WRITERS FILE

ライターズファイル（五十音順）

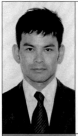

佐々木 薫
（ささき かおる）
- 2001年 筑波大学医学専門学群卒業
- 2001年 同大学附属病院外科, 医員（研修医）
- 2003年 同大学形成外科入局 いわき市立総合磐城共立病院形成外科
- 2004年 筑波大学附属病院形成外科
- 2004年 独立行政法人国立病院機構 水戸医療センター整形外科
- 2005年 水戸済生会総合病院形成外科
- 2006年 筑波大学附属病院形成外科
- 2007年 防衛医科大学校病院形成外科, 助教
- 2010年 筑波大学附属病院形成外科, 講師

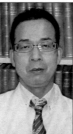

鳥山 和宏
（とりやま かずひろ）
- 1989年 名古屋市立大学卒業
- 1989年 中部労災病院, 研修医
- 1991年 名古屋大学医学部形成外科, 医員
- 1999年 同大学医学部附属病院形成外科, 講師
- 2003年 あいち小児保健医療総合センター形成外科, 医員
- 2006年 名古屋大学医学部附属病院形成外科, 医長
- 2009年 同大学大学院医学系研究科運動形態外科学講座形成外科, 准教授
- 2015年 名古屋市立大学病院形成外科, 部長

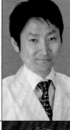

東野 琢也
（ひがしの たくや）
- 1999年 九州大学卒業
- 2006年 帝京大学医学部附属病院形成・口腔顎顔面外科, 助手
- 2008年 東京大学医学部附属病院形成外科, 助教
- 2011年 ベルギー Universitair Ziekenhuis Brussel 形成外科短期留学
- 2011年 旭中央病院形成外科, 医長
- 2013年 同, 部長
- 2014年 国立がん研究センター東病院形成外科, 医長

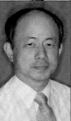

七戸 龍司
（しちのへ りゅうじ）
- 2001年 北海道大学卒業
- 2004年 同大学医学部形成外科入局
- 2010年 同大学大学院医学博士課程修了
- 2011年 旭川厚生病院形成外科, 主任医長
- 2013年 市立札幌病院形成外科, 副医長
- 2014年 北海道大学病院形成外科, 医員

中塚 貴志
（なかつか たかし）
- 1979年 東京大学卒業
- 1981年 東京大学形成外科入局
- 同10月 兵庫県立こども病院形成外科
- 1983年～1984年 カナダ・トロント小児病院留学
- 1985年 国立がんセンター頭頸科, 医員
- 1986年 東京大学形成外科, 助手
- 1989年 国立がんセンター形成外科, 医員
- 1991年 同, 医長
- 1994年 東京大学形成外科, 講師
- 1995年 同, 助教授
- 1998年 埼玉医科大学形成外科・美容外科, 教授
- 2007年 同大学国際医療センター形成外科, 教授（兼担）

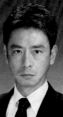

元村 尚嗣
（もとむら ひさし）
- 1995年 大阪市立大学医学部卒業 同大学形成外科入局
- 1995年 浜松労災病院形成外科
- 1997年 石切生喜病院形成外科
- 1999年 天理よろづ相談所病院形成外科
- 2001年 大阪市立大学形成外科, 医員
- 2005年 同大学形成外科, 講師
- 2011年 独国 Ludwig-Maximilians-Universität München 留学
- 2014年 大阪市立大学形成外科, 准教授
- 2015年 同, 教授

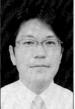

関堂 充
（せきどう みつる）
- 1988年 北海道大学卒業 同大学形成外科入局
- 1996年 国立がんセンター東病院頭頸
- 1998年 旭川厚生病院形成外科, 医長
- 1999年 ケンタッキー大学形成外科留学
- 2003年 北海道大学病院形成外科, 助手
- 2005年 同, 講師
- 2008年 筑波大学臨床医学系形成外科, 教授

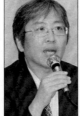

橋本 一郎
（はしもと いちろう）
- 1988年 徳島大学卒業 同大学皮膚科（形成外科診療班）入局
- 1991年 高知赤十字病院形成外科
- 1992年 徳島大学皮膚科（形成外科診療班）
- 1996年 同大学形成外科
- 1999年 同, 助手
- 2005年 豪州 Bernard O'Brien Institute of Microsurgery 留学
- 2007年 徳島大学形成外科, 講師
- 2008年 同, 准教授
- 2014年 同, 教授

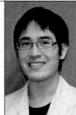

山内 大輔
（やまうち だいすけ）
- 2006年 久留米大学卒業 北九州市立八幡病院にて初期臨床研修
- 2008年 同臨床研修を修了 久留米大学形成外科・顎顔面外科入局
- 2011年 織田病院形成外科, 医長
- 2015年 飯塚病院形成外科, 部長
- 2016年 久留米大学形成外科・顎顔面外科

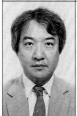

田中 克己
（たなか かつみ）
- 1984年 長崎大学卒業 同大学形成外科入局
- 1988年 松江赤十字病院形成外科
- 1989年 大分中村病院形成外科
- 1992年 長崎大学形成外科, 助手
- 1999年 同, 講師
- 2003年 同, 助教授
- 2008年 同, 准教授
- 2015年 同, 教授

CONTENTS

再建外科で初心者がマスターすべき 10 皮弁

編集／筑波大学教授 関堂 充

大胸筋皮弁……………………………………………………山内 大輔ほか **1**
大胸筋皮弁を使用する上で必要な大胸筋および前胸部皮膚の血行形態，およびその挙上法について述べた．また，これらの血行形態を基にした第 3 肋間型大胸筋皮弁および大胸筋をキャリアとした前胸部皮弁について紹介した．

前腕皮弁……………………………………………………中塚 貴志 **11**
前腕皮弁は解剖学的に安定した皮弁であり，その挙上は容易である．しかし，安全・確実に利用するためには理解しておくべきポイントがあり，それらに重点を置きつつ採取手技を解説した．

広背筋皮弁……………………………………………………鳥山 和宏ほか **18**
広背筋とその直上の皮膚の血行形態について正確に理解すれば，安全で容易に皮弁が挙上できる．有茎広背筋皮弁では，欠損部へのアプローチとして肩甲骨の後方(背側)を回るか，腋窩から前方に回るかの 2 つがある．

肩甲骨，肩甲皮弁……………………………………………………七戸 龍司ほか **27**
皮弁，骨弁および筋弁を連合皮弁として移植可能な肩甲(骨)皮弁は，露出部の再建や，複雑な組織欠損に対する再建において有用性が高い．

前外側大腿皮弁の挙上―解剖と挙上時の注意―……………………………………………………関堂 充 **36**
前外側大腿皮弁は遊離，有茎ともに広く用いられている穿通枝皮弁である．遊離では頭頸部再建や四肢の再建，有茎では腹壁再建に有用である．細い穿通枝を茎とし，血管解剖に変異が多いため，採取には注意を要する．本稿では皮弁の挙上法および注意点に関して詳述する．

◆編集顧問／栗原邦弘　中島龍夫
◆編集主幹／百束比古　光嶋　勲　上田晃一

【ペパーズ】PEPARS No.118/2016.10◆目次

鼠径皮弁の基礎と応用 ……………………………………………………田中　克己　46
鼠径皮弁は再建外科において，有茎，遊離ともに有用な皮弁である．正確な解剖に基づく，丁寧な手術がよい結果につながる．

腓骨皮弁―皮弁挙上の注意と皮弁バリエーション― ………………東野　琢也ほか　57
腓骨皮弁を用いると強度のある長い骨を血流のある状態で移植できる．本稿では皮弁挙上の実際について当院で行っている方法を述べる．また，腓骨皮弁のバリエーションについて紹介する．

腹直筋皮弁 …………………………………………………………………元村　尚嗣　63
腹直筋皮弁は再建外科領域で最も多用されている皮弁の 1 つである．頭頸部再建では下腹壁動静脈を栄養血管とする VRAM flap や ORAM flap を使用することが多い．肋軟骨付き腹直筋皮弁は上顎再建に有用である．

大臀筋皮弁・大臀筋穿通枝皮弁 …………………………………………橋本　一郎ほか　75
大臀筋皮弁は血流のよい筋体を充填できるため，放射線潰瘍や骨髄炎を伴う褥瘡などに有用である．筋体が不必要な症例では，大臀筋機能温存のために穿通枝皮弁が推奨される．

内側足底皮弁の基本とその応用 …………………………………………佐々木　薫ほか　81
内側足底皮弁挙上に必要な血管解剖，皮弁挙上手技に加えて，その応用である逆行性内側足底皮弁について述べる．

ライターズファイル ……………………………………前付 3
Key words index ………………………………………前付 2
PEPARS　バックナンバー一覧 ………………96, 97
PEPARS　次号予告 ……………………………………98

「PEPARS®」とは Perspective Essential Plastic Aesthetic Reconstructive Surgery の頭文字より構成される造語．

新刊書籍

カラーアトラス 爪の診療実践ガイド

●編集　安木　良博（昭和大学/東京都立大塚病院）
　　　　田村　敦志（伊勢崎市民病院）

目で見る本で臨床診断力がアップ！

爪の基本から日常の診療に役立つ処置のテクニック、写真記録の撮り方まで、皮膚科、整形外科、形成外科のエキスパートが豊富な図写真とともに詳述！
必読、必見の一書です！

2016年10月発売　オールカラー
定価（本体価格 7,200 円＋税）　B5 判　202 頁

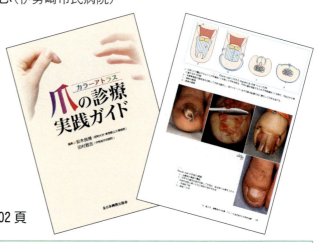

目　次

I章　押さえておきたい爪の基本
＜解　剖＞
1．爪部の局所解剖
＜十爪十色―特徴を知る―＞
2．小児の爪の正常と異常
　　―成人と比較して診療上知っておくべき諸注意―
3．中高年の爪に診られる変化
　　―履物の影響、生活習慣に関与する変化、ひろく爪と靴の問題を含めて―
4．手指と足趾の爪の機能的差異と対処の実際
5．爪の変色と疾患
　　―爪部母斑と爪部メラノーマとの鑑別も含めて―
＜必要な検査・撮るべき画像＞
6．爪部疾患の画像検査
　　―X線、CT、エコー、MRI、ダーモスコピー―
7．爪疾患の写真記録について―解説と注意点―

II章　診療の実際―処置のコツとテクニック―
8．爪疾患の外用療法
9．爪真菌症の治療
10．爪部外傷の対処および手術による再建
11．爪の切り方を含めたネイル・ケアの実際
12．腎透析と爪
13．爪甲剥離症と爪甲層状分裂症などの後天性爪甲異常の病態と対応
＜陥入爪の治療方針に関する debate＞
14．症例により外科的操作が必要と考える立場から
15．陥入爪の保存的治療：いかなる場合も保存的治療法のみで、外科的処置は不適と考える立場から

16．陥入爪、過彎曲爪の治療：フェノール法を含めた外科的治療
17．爪部の手術療法
18．爪囲のウイルス感染症
19．爪囲、爪部の細菌感染症
20．爪甲肥厚、爪甲鉤彎症の病態と対処

III章　診療に役立つ＋αの知識
21．悪性腫瘍を含めて爪部腫瘍の対処の実際
　　―どういう所見があれば、腫瘍性疾患を考慮するか―

コラム
A．本邦と欧米諸国での生活習慣の差異が爪に及ぼす影響
B．爪疾患はどの臨床科に受診すればよいか？
C．ニッパー型爪切りに関する話題

全日本病院出版会
〒113-0033　東京都文京区本郷 3-16-4　Tel:03-5689-5989
http://www.zenniti.com　　　　　　　　Fax:03-5689-8030

お求めはお近くの書店または弊社ホームページまで！

◆特集／再建外科で初心者がマスターすべき10皮弁

大胸筋皮弁

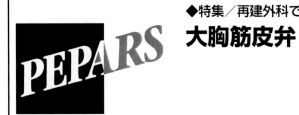

山内大輔[*1] 力丸英明[*2] 清川兼輔[*3]

Key Words：大胸筋皮弁(pectoralis major myocutaneous flap)，胸肩峰動脈(thoracoacromial artery)，解剖学的血行領域(anatomical vascular territory)，内胸動脈第3肋間穿通枝(the third intercostal perforating branch of the internal thoracic artery)，頭頸部再建(head and neck reconstruction)

Abstract　大胸筋皮弁は頭頸部に隣接し死腔の充填や大血管などの被覆に適した十分なボリュームおよび広さの筋体を有することから，頭頸部の再建において非常に有用な有茎皮弁である．その血行は，栄養血管である胸肩峰動脈胸筋枝から筋体内の第4肋骨の位置にある choke vessels を通じて第2の血行領域へ移行し，皮島へと至る．我々は従来から用いられてきた大胸筋皮弁(従来型大胸筋皮弁)に加えて内胸動脈第3肋間穿通枝を利用した大胸筋皮弁(第3肋間型大胸筋皮弁)や，更にその外側へ皮島を拡大しそれを剝離して皮弁として用いる大胸筋皮弁(大胸筋をキャリアとした前胸部皮弁)を開発し，欠損の状況に応じて使い分けている．大胸筋皮弁はその血行形態を十分に理解して用いることで，安全に様々な状況で用いることが可能となる．

はじめに

頭頸部悪性腫瘍切除後の再建において，遊離皮弁は有用な再建手段である．しかし，化学療法や放射線治療後，局所感染をきたした症例，再建後の再発症例，また重度の動脈硬化を有する症例など，必ずしも適切な移植床血管があるとは限らない．そのため，頭頸部の再建外科医にとって頭頸部に隣接する有茎皮弁に精通することは非常に重要である．

大胸筋皮弁は頭頸部に隣接することおよび死腔の充填や大血管などの被覆に適した幅広い筋体を有することに加え，体位変換や血管吻合などの煩雑な手術操作を必要としないなどの利点を有することから，頭頸部の再建において非常に有用な有茎皮弁として用いられてきた．しかしその一方で，皮島の血行が不安定であることや，皮弁の自由度が低く到達距離に制限があることが問題点とされてきた．そこで我々は，大胸筋皮弁の血行形態を解明し，適切な挙上法と移動を行うことでこれらの問題点を解決してきた．本稿では，我々が現在に至るまで研究と臨床応用を重ねてきた大胸筋皮弁の血行形態に関する知見や術式の工夫について述べる．

大胸筋と前胸部皮膚の血行形態

大胸筋皮弁の血行形態を理解するためには，大胸筋と前胸部皮膚それぞれの血行形態について理解する必要がある．

1．大胸筋の血行形態

大胸筋は，頭側と尾側の2つの解剖学的血行領域に分けられる．頭側は胸肩峰動脈胸筋枝と内胸動脈第1～3肋間穿通枝の筋枝との true 吻合によって形成される領域，尾側は，内胸動脈第4～6肋間穿通枝および第4～6肋間の前肋間枝からの穿通枝の血管網によって形成される領域である．これら大胸筋頭側部と尾側部の解剖学的血行領域は第4肋軟骨のレベルで choke vessels を介して

[*1] Daisuke YAMAUCHI，〒830-0011　久留米市旭町67　久留米大学形成外科・顎顔面外科，助教
[*2] Hideaki RIKIMARU，同，教授
[*3] Kensuke KIYOKAWA，同，主任教授

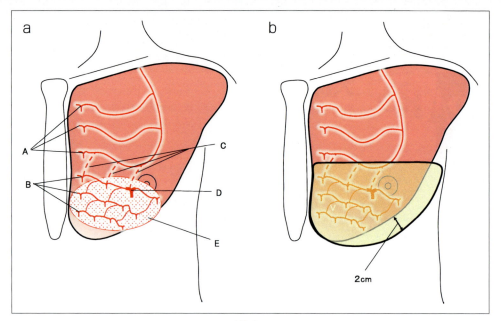

図 1.
a：大胸筋の血行形態．A：内胸動脈第1〜3肋間穿通枝，B：内胸動脈第4〜6肋間穿通枝，C：筋体内に存在する choke vessels，D：乳頭乳輪より内側の第4肋間に存在する比較的太い穿通枝Ⅳ-A，E：第4肋間以下の筋体内に存在する内胸動脈肋間穿通枝および前肋間枝からの穿通枝により形成される密な血管網
b：従来型大胸筋皮弁の皮島を採取可能な範囲．従来型の大胸筋皮弁の皮島は上縁を第4肋軟骨上とし，内側は胸骨外縁，尾側は第7肋軟骨上，外側は大胸筋の2cm外側までである．なお，皮島の血流を安定させるために必ず穿通枝Ⅳ-A を含める．

連結している(図1-a)[1]．

2．前胸部皮膚の血行形態

前胸部皮膚は，第4肋軟骨のレベルを境界としてその頭側と尾側で血行形態が異なる．頭側の皮膚は，内胸動脈第1〜3肋間穿通枝の皮枝によって外側に向かって軸性に栄養されている．この領域は，頭頸部再建においては DP 皮弁として用いられる．尾側の皮膚は，前述した大胸筋尾側部を栄養する複数の穿通枝によって同領域の大胸筋とともに栄養されている．特に乳頭乳輪の1〜2cm内側の第4肋間上には比較的太い穿通枝(Ⅳ-A と呼称)が存在しており，胸肩峰動脈筋枝の血流が最初に流入する(図1-a)[1]．この穿通枝は，従来型大胸筋皮弁の皮島の血行を安定させる上で非常に重要である．

3つのタイプの大胸筋皮弁の血行形態とその挙上法

大胸筋と前胸部皮膚の血行形態から，我々は ① 従来型大胸筋皮弁，② 内胸動脈第3肋間穿通枝直上に皮島を採る大胸筋皮弁(以下，第3肋間型大胸筋皮弁)，③ 大胸筋をキャリアとした前胸部皮弁，の3つのタイプの血行形態の大胸筋皮弁を適応に応じて頭頸部の再建に用いている．従来型大胸筋皮弁では，皮下組織および大胸筋の比較的厚い部分に皮島を採ることから，中程度のボリュームの再建に適している．具体的には，中咽頭側壁・軟口蓋，舌半切[2]，頸部食道前壁，下顎区域切除後の再建プレートを用いた再建[3]，舌全摘・喉摘後の口腔底の再建，耳下腺切除後の陥凹および皮膚の再建などに適している．一方，第3肋間型大胸筋皮弁は，前胸部内側で，皮下組織と筋体の薄い部分に皮島を採るため，薄くて小さな皮島が特徴である．したがって，口腔底の部分欠損や咽頭皮膚瘻などがよい適応となる[4]．また，大胸筋をキャリアとした前胸部皮弁は第3肋間型大胸筋皮弁から更に外側に皮島を拡大し，筋体より剝離挙上した皮弁であるため，ボリュームを必要としない欠損に対する皮膚軟部組織の再建に適している．そのため，可動部舌1/3程度の欠損，頬粘膜や軟口蓋，耳下腺

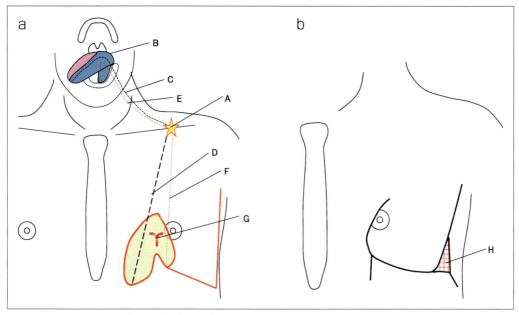

図 2. 従来型大胸筋皮弁におけるデザインおよびドナー閉鎖の 1 例
A：Pivot point（以下, P）, B：腫瘍切除における欠損の範囲, C：P から舌尖部までの距離, D：P から筋皮弁の舌尖部までの距離, E：P から口腔底の欠損の先端までの距離, F：P から筋皮弁の口腔底の先端までの距離, G：穿通枝Ⅳ-A, H：ドナー外側で縫縮が困難となる部分
a：デザイン. Pivot point から欠損部の各ポイントまでの距離とそれに対応する皮島の各ポイントまでの距離が等しくなるように皮島をデザインする. この時, 皮島を約 10% 大きめにデザインする. また, 皮弁採取とドナー閉鎖のための補助切開線を皮島の外側に V 字状にデザインする.
b：ドナー閉鎖後. 外側の V 字状の切開を利用してドナー内側部に露出した肋軟骨を被覆する. 外側の縫縮が困難な場合には同部へ分層植皮術を行う.

部や下顎部の皮膚欠損などの再建に用いる[5]．

以下では，これら 3 つのタイプの大胸筋皮弁の血行形態と挙上における注意点について述べる．

1．従来型大胸筋皮弁

A．血行形態

従来型大胸筋皮弁の皮島を頭頸部の再建部位へ到達させるためには，再建部位と pivot point（胸肩峰動脈の基部）の関係から，第 4 肋軟骨よりも尾側から皮島を採取する必要がある．この時，栄養血管である胸肩峰動脈胸筋枝の血流は筋体内の choke vessels を介して尾側の筋体および皮島へ至る．したがって，皮島は栄養血管に対して第 2 の血行領域になるため，主に第 1 の血行領域を用いる遊離皮弁と比較すると，皮島の血行はやや不安定となる．よって，皮島に過度の緊張をかけたり皮島を極端に折り曲げたりして縫着すると皮島に部分壊死を生じることになる．皮島を正しい位置に正しくデザインすることによって皮島に無理な緊張がかからないようにすることが，皮島の血行を安定させる上で大変重要である．また臨床的には，先に述べた穿通枝Ⅳ-A を皮島に含めることが皮島の血行を安定させる上で大変重要である（図 1-b）[1]．

B．皮島のデザインと挙上における注意点

Pivot point は，胸肩峰動脈が腋窩動脈から分枝する部位であり，鎖骨下縁の三角胸筋溝より 1〜2 cm 内側の位置となる．皮島のデザインは，pivot point から欠損部の各ポイントまでの距離に対してそれに対応する皮島上の各ポイントがそれぞれ余裕をもって到達できる距離であることが重要である（図 2-a）．また，皮島には必ず穿通枝Ⅳ-A を含める．この従来型大胸筋皮弁の皮島を採取可能な範囲は，内側は胸骨外縁，尾側は第 7 肋軟骨上，外側は大胸筋を越えて約 2 cm までである（図 1-b）．また，皮島は切開後に若干収縮するため約 10% 大きめにデザインする[1]．皮弁採取の際は，

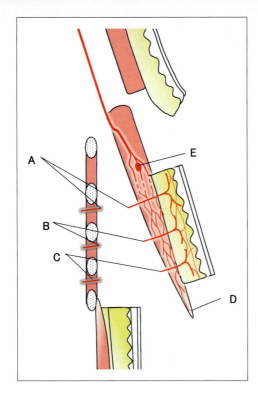

図 3.
従来型大胸筋皮弁を挙上する際の筋皮弁の断面図
A：内胸動脈前肋間枝からの第 4 肋間穿通枝
B：同第 5 肋間穿通枝
C：同第 6 肋間穿通枝
D：腹直筋前鞘
E：胸肩峰動脈と true 吻合した内胸動脈第 3 肋間穿通枝の筋枝

　術野の展開とドナー部に露出する肋軟骨を V-Y 皮弁によって被覆する目的で外側に V 字状の補助切開をデザインする（図 2-a）[6]．

　大胸筋皮弁の挙上に際しては，まず補助切開線より切開を行い，大胸筋外側縁を明視下に置く．この外側縁から筋体の頭側を指で鈍的に剝離し胸肩峰動脈の拍動および走行を確認する．次いで皮島を切開するが，皮島に流入する穿通枝を可及的に多く捉えるために，皮島の底面が広くなるように「ハ」の字状に筋体直上まで切開する．続いて前胸部皮膚を大胸筋直上で筋膜皮弁として剝離後，大胸筋を胸壁より剝離する．大胸筋の剝離の際は，第 4～6 肋間穿通枝を胸壁に近い位置で丁寧に焼灼止血し切離していくことで，筋体内の穿通枝およびその血管網が温存される．特に，大胸筋の尾側端は薄いため腹直筋前鞘を一部つけて挙上することで筋皮弁遠位端の血行が安定する（図 3）[1]．次に頭側に向かって筋体の剝離を行うが，この時内胸動脈第 2～3 肋間穿通枝をその周囲の筋体とともに胸壁側へ温存しておくと，DP 皮弁の血行が温存されるため，後にそれを使用することも可能である．最後に胸肩峰動脈の筋体内への侵入部より 1～2 cm 頭側から腋窩動脈からの分岐点まで筋体から剝離する．これによって，大胸筋皮弁の茎部が血管柄のみとなり自由度が増す．この部分は動静脈が粗性結合織に覆われているため，筋体から容易に鈍的に剝離することが可能である．なお，腋窩動脈からの分岐部近傍で，大胸筋，小胸筋および三角筋へ数本の分枝を出しているため，これらを丁寧に結紮切離する．

　次に大胸筋皮弁を頭頸部へ移動させるための鎖骨下のルートを作成する．鎖骨骨膜をその頭側および尾側から電気メスで長軸方向に切開し，鎖骨下面の骨膜を広く剝離する．この時，鎖骨と骨膜の間に指 3 本を挿入できるスペースを確保できれば，筋皮弁を通過させることが可能である．鎖骨下のルートを通過させることにより，大胸筋皮弁の到達距離は Ariyan の原法[7]より約 8 cm 延長される（図 4）[8]．

　ドナーの処理で最も注意すべき点は筋皮弁採取部の肋軟骨の被覆である．肋軟骨が露出すると肋軟骨炎が生じ治療に難渋する．我々は主に，大胸筋皮弁挙上時に側胸部へデザインした V 字状の補助切開の部分を V-Y 皮弁として肋軟骨上へ移

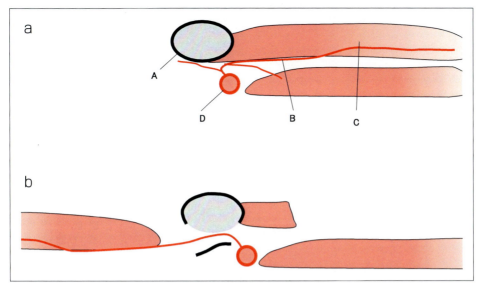

図 4. 鎖骨下のルート作成
a：鎖骨下ルート作成前
　A：鎖骨骨膜，B：胸肩峰動脈，C：大胸筋，D：腋窩動脈
b：鎖骨下ルート通過後

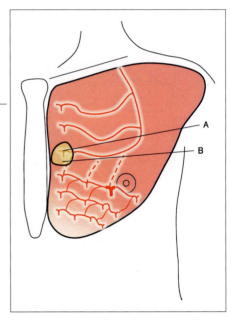

図 5.
第3肋間型大胸筋皮弁の血行形態
A：内胸動脈第3肋間穿通枝
B：皮島

動することでドナーの閉鎖を行っている．欠損が大きくドナーの縫縮が困難な場合には，側胸部の筋体上に植皮を行う(図 2-b)[6]．

2．第3肋間型大胸筋皮弁

A．血行形態

　胸肩峰動脈胸筋枝は内胸動脈第3肋間穿通枝の筋枝と true 吻合を介して連結している．したがって，胸肩峰動脈を栄養血管として，内胸動脈第3肋間穿通枝直上に皮島をデザインすることが可能である(図 5)．この際，皮島は第1の血行領域となるため安定している．なお，前胸部皮膚は第4肋軟骨を境界として血行形態が異なるため，皮島を外側に拡大することは可能であるが，尾側へ拡大すると血行が不安定となる[4]．

B．デザインと挙上の注意点

　術前にドップラーを用いて内胸動脈第3肋間穿通枝を確認する．皮島は，その直上にデザインする(図 6)[4]．皮島の下縁から腋窩へ補助切開を行い，大胸筋裏面の胸肩峰動脈を確認する．大胸筋の胸壁からの剝離は，第4肋間より頭側のみ行い，尾側の筋体の切断は皮島へ流入する内胸動脈第3肋間穿通枝の筋枝を損傷しないように，第4肋骨下縁に沿って行う．血管柄の処理や筋皮弁の頭頸

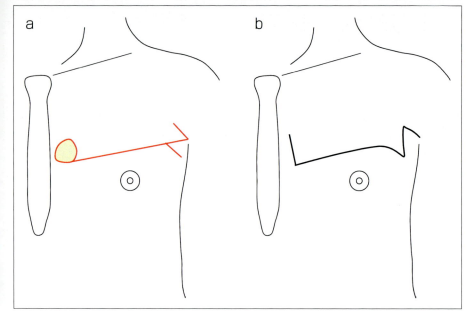

図 6. 第 3 肋間型大胸筋皮弁のデザインとドナー閉鎖後
　a：デザイン
　b：ドナー閉鎖後

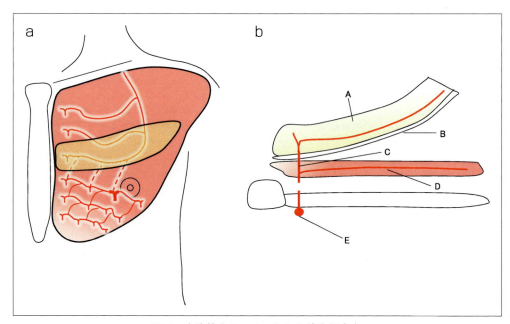

図 7. 大胸筋をキャリアとした前胸部皮弁
　a：皮島のデザインと血行形態．内胸動脈第 3 肋間穿通枝を含む皮島を外側へ拡大する．
　b：横断面図．A：皮島，B：大胸筋の筋膜，C：内胸動脈第 3 肋間穿通枝，D：大胸筋，E：内胸動脈

部への移動については従来型と同様である．

ドナーの閉鎖は，皮島の補助切開を利用して行う．前腋窩線上に Z 形成術を行い，補助切開より頭側の皮膚をドナー部へアドバンスする．また，これによって，同部の瘢痕拘縮も予防される（図 6）[4]．

3. 大胸筋をキャリアとした前胸部皮弁

A. 血行形態

内胸動脈第 3 肋間穿通枝の皮枝は外側に向かって前胸部皮膚を栄養している．よって，第 3 肋間型大胸筋皮弁の皮島を外側に拡大し，この部分を剝離して皮弁として用いることが可能である（図 7）[5]．

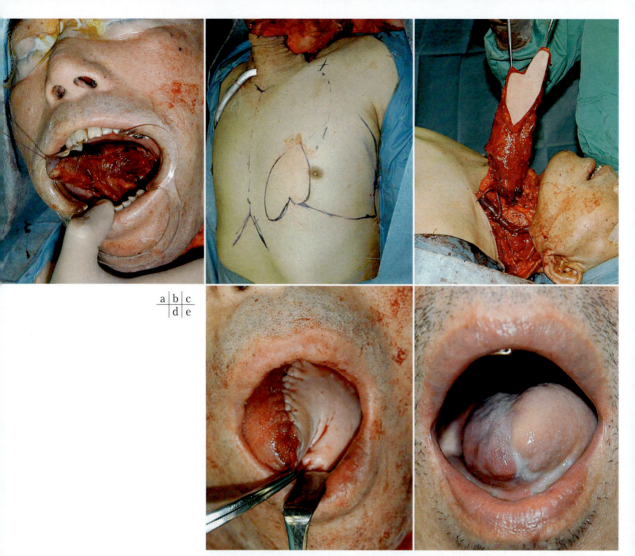

図 8. 症例 1：従来型大胸筋皮弁による舌半切の再建
a：左舌半切直後
b：皮島のデザイン
c：筋皮弁を鎖骨下のルートで移動し，挙上したところ
d：術直後
e：術後 4 か月

B．筋皮弁のデザインと挙上の注意点

挙上法や移動法は，第 3 肋間穿通枝型大胸筋皮弁と同様である．なお，第 3 肋間穿通枝が損傷されるのを避けるため，外側の皮島の剝離は，筋皮弁を鎖骨下のルートで頭側に移動した後に行う[5]．

症　例

症例 1：59 歳，男性．舌癌（舌半切）（図 8）
左舌半分が pull through で切除された．これに対して舌と口腔底の 2 葉弁をデザインし，従来型大胸筋皮弁で再建した．Pull through 後の顎裏面から顎下部を筋体により充填しつつ，頸部郭清後に露出した頸部の重要血管を被覆した．皮島は全生着し，術後経過は良好であった．術後の構音・嚥下機能は共に良好であった．

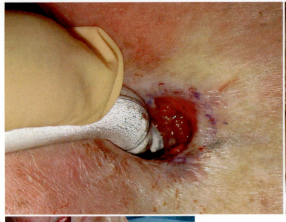
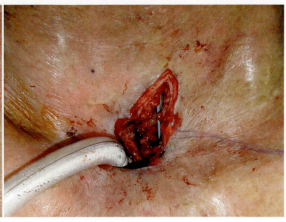
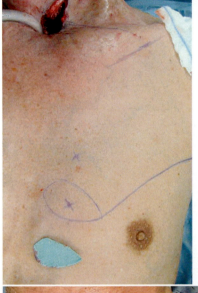
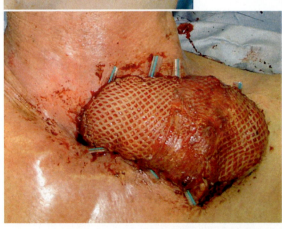
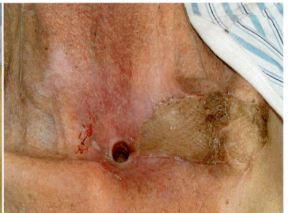

図 9.
症例 2
第 3 肋間型大胸筋皮弁による気管空腸瘻の再建
　a：術直前
　b：瘻孔周囲のデブリードマン後
　c：皮島のデザイン
　d：術直後
　e：術後 5 か月

症例 2：60 歳，男性．下咽頭癌手術に対する遊離空腸再建術後の熱傷による気管空腸瘻（図 9）

美顔器の蒸気による気管壁の熱傷により受傷した．瘻孔周囲を十分にデブリードマンし，欠損部の大きさと同等の小皮島をデザインし，第 3 肋間型大胸筋皮弁で再建した．皮島を空腸壁の断端にパッチ状に移植し，縫合部を筋体で被覆した．露出した筋体上には薄めの分層植皮を施行した．皮島は全生着し，術後経過は良好で嚥下機能も良好であった．

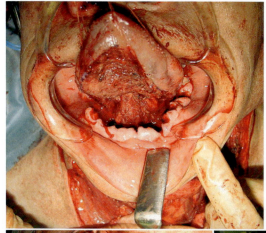
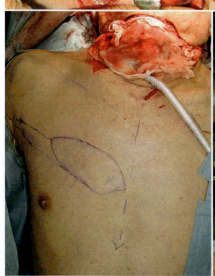
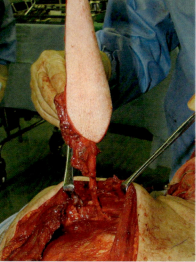

図 10.
症例3：大胸筋をキャリアとした前胸部皮弁による口腔底・舌部分切除の再建
 a：腫瘍切除直後
 b：皮島のデザイン
 c：筋皮弁を鎖骨下のルートで移動し皮島を筋体から剝離した所見
 d：術直後
 e：術後6か月

a	
b	c
d	e

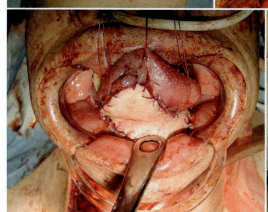
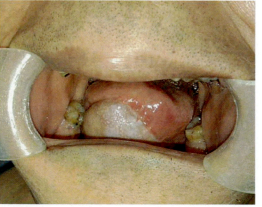

症例3：62歳, 男性. 口腔底癌（舌部分切除）（図10）
　舌裏面が pull through で切除された状態に対して舌および口腔底の欠損と同等の皮島をデザインし，大胸筋をキャリアとした前胸部皮弁で再建した．鎖骨下のルートを通過させた後に皮島を筋体から剝離し，舌および口腔底の欠損へ移植した．また，筋体により顎下部の死腔を充填し，頸部の重要血管を被覆した．皮島は全生着し，術後経過は良好であった．術後の構音・嚥下機能は共に良好であった．

まとめ

我々が主に使用する 3 つのタイプの大胸筋皮弁の適応とデザインおよび挙上法の注意点について述べた．大胸筋皮弁は，血行形態をよく理解することで安全に用いることが可能であり，頭頸部の再建において非常に有用な再建手段の 1 つである．

参考文献

1) Rikimaru, H., et al. : Three-dimensional anatomical vascular distribution in the pectoralis major myocutaneous flap. Plast Reconstr Surg. 115 : 1342-1352, 2005.
2) Kiyokawa, K., et al. : Minimally invasive functional reconstruction after extended oropharyngeal resection including soft palate and base of tongue using a pectoralis major myocutaneous flap. Scand J Plast Reconstr Surg Hand Surg. 36 : 71-79, 2002.
3) 力丸英明ほか：大胸筋皮弁と再建プレートによる下顎再建術．形成外科．54：513-519, 2011.
4) Rikimaru, H., et al. : New method of preparing a pectoralis major myocutaneous flap with a skin paddle that includes the third intercostal perforating branch of the internal thoracic artery. Plast Reconstr Surg. 123 : 1220-1228, 2009.
5) Nishi, Y., et al. : Development of the pectoral perforator flap and the deltopectoral perforator flap with the pectoralis major myocutaneous flap. Ann Plast Surg. 71(4) : 1-7, 2012.
6) 清川兼輔ほか：大胸筋皮弁の機能的作製法と胸部形態に対する配慮．形成外科．34：495-499, 1991.
7) Ariyan, S. : The pectoraris major myocutaneous flap ; A versatile flap for reconstruction in the head and neck. Plast Reconstr Surg. 63 : 73-81, 1979.
8) Kiyokawa, K., et al. : A method that preserved circulation during preparation of the pectralis major myocutaneous flap in head and neck reconstruction. Plast Reconstr Surg. 102 : 2336-2345, 1998.

◆特集/再建外科で初心者がマスターすべき10皮弁

前腕皮弁

中塚　貴志*

Key Words：遊離前腕皮弁(free forearm flap)，橈骨動静脈(radial artery and vein)，橈側皮静脈(cephalic vein)，マイクロサージャリー(microsurgery)，頭頸部(head and neck)

Abstract　遊離前腕皮弁は，遊離組織移植術の黎明期に，特に頭頸部癌切除後の再建において多用された代表的皮弁である．
　薄くてしなやかな皮弁であり，容量の必要とされない欠損の再建には大変有用な皮弁である．
　しかし，前腕に植皮に伴う瘢痕が残ることが問題とされ，現在は，前外側大腿皮弁などの穿通枝皮弁を同様の目的で利用することが多くなっている．
　それでもなお，本皮弁が他の皮弁に優る利点として，① 解剖学的変異が少なく挙上が極めて容易である，② 太い口径の長い血管柄を有している，③ 皮静脈を用いれば動脈と静脈の位置的自由度が高く，良好な条件下に血管吻合ができる，などがある．さらに，採取部に植皮を省く方法などの工夫も試みられており，まだまだ利用価値が高く，適応範囲の広い皮弁と考えられる．
　本稿では，前腕皮弁の基本的挙上手技などについて詳細に述べた．

はじめに

　広範囲組織欠損の再建に対しては，マイクロサージャリーを用いた遊離組織移植術が，現在多くの施設で gold standard になっていることはすでに周知の事実である．
　特に，頭頸部癌切除後の再建手術に本法が導入されたことによる著しい外科治療成績の向上は，最も輝かしい成果の1つとして諸家により報告されてきている．
　歴史的には，遊離皮弁も，その血行形態の詳細な研究の積み重ねで様々な血管分布パターンが解明され，初期の direct cutaneous type や musculo-cutaneous type の血行から，筋間中隔枝，筋膜皮膚穿通枝などの分類が加えられるようになった．さらに，技術的には筋肉内や脂肪内を走行する細い枝を剝離・露出することも可能となり，皮弁の挙上方法にも改良が加えられるようになっている．
　本稿では，そのような歴史的推移の中でも，遊離皮弁黎明期の代表とも言える前腕皮弁に関して挙上法などの基本的事項に関して述べる．

本皮弁の概要

　遊離前腕皮弁は，中国の Yang らにより最初に報告されたとされ，Chinese flap とも呼ばれていたが，英語文献としては1982年頃から散見されるようになっている[1)2)]．当初は，手の再建や熱傷瘢痕などに用いられていたが，比較的薄くかつ柔軟な皮弁であり，口腔癌をはじめとする頭頸部の再建に適していることが判明し，1980年代を中心に頭頸部癌切除後の再建に頻用された[3)〜5)]．
　しかし，1990年代に入り，穿通枝皮弁―特に前外側大腿皮弁―が登場するようになると，前腕皮弁同様に薄くて比較的しなやかである上に，皮弁採取部が目立たないという利点から，前腕皮弁に入れ替わって使用されるようになった[6)]．また，

---

* Takashi NAKATSUKA，〒350-0495　埼玉県入間郡毛呂山町毛呂本郷38　埼玉医科大学形成外科・美容外科，教授

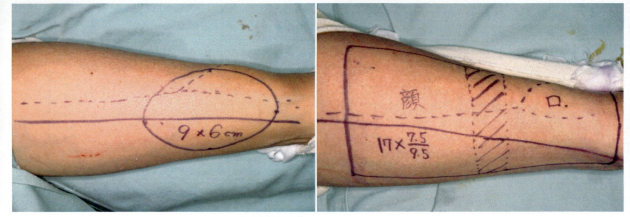

図 1. 皮弁のデザイン
a：橈骨動脈，橈側皮静脈が皮島の中央に来るようにデザインする．
b：前腕の全周 2/3 までの大きな皮弁のデザインも可能で，写真のような 2 皮島として挙上することも可能である．

頭頸部の再建では，頭頸部の手術操作に全く影響を与えずに，同時に皮弁採取が可能であることも，前外側大腿皮弁の大きなメリットとされる．

その結果，近年では前腕皮弁を第一選択とすることは少なくなっているのが現状である．しかし，極端に薄い皮膚・皮下組織による再建が必要な場合（例えば，外鼻の再建[7]など），陰茎の再建[8]などには有用とされる皮弁である．また，長掌筋腱を付着させて上口唇の機能的再建を行ったり[9]，下顎の区域切除例への適応[10]も報告されている．

前腕皮弁の基本的血管解剖

本皮弁の栄養血管である橈骨動脈は，肘窩で上腕動脈より分岐し，腕橈骨筋と橈側手根屈筋の間を下行する．手部では，尺骨動脈の枝と浅掌および深掌動脈弓を構成し，手・手指に血液を供給している．

本皮弁への栄養枝は，腕橈骨筋と橈側手根屈筋の間を立ち上がる筋間中隔皮膚穿通枝（septocutaneous perforator）で，主に前腕遠位 1/3 に存在している．一方，近位 2/3 では橈骨動脈は筋肉下層を走行するため皮膚への主たる栄養枝は筋肉皮膚穿通枝であり，広範囲の前腕皮膚を挙上する際にはこの穿通枝を剝離し温存する必要が生じる．

一方，皮弁を還流する静脈は 2 系統が存在する．1 つは，橈骨動脈の伴走静脈である橈骨静脈で，もう 1 つは橈側皮静脈である．前者は，通常 2 本存在するが，外径が 1 mm 前後で血管壁も薄く，やや吻合に難を感じる．これに対し，後者の皮静脈は，解剖学的に若干変異に富むが，駆血により簡単に確認ができ，外径も太く壁も厚いため血管吻合は極めて容易である．筆者は，術前に肉眼で確認ができれば橈側皮静脈を第一選択としている．

皮弁採取の手順

1．術前の確認

本皮弁は，原則として，利き腕でない前腕から採取する．術前の検査として，Allen test を行い，橈骨動脈の血行を遮断しても尺骨動脈からの血流により手・手指への循環が障害されないことを確認する[11]．静脈に関しては，上腕を駆血すれば，皮静脈の走行およびおおよその外径を確認できる．なお，静脈が頻回の注射などで損傷されていないことを確認しておくとともに，術前に点滴などに使用されないように指示を徹底しておく．

2．皮弁の作図

まず，前腕遠位部において，橈骨動脈および橈側皮静脈の走行をマーキングし，それらが皮島の中心になるようにデザインする．長さは最大で手関節から肘窩付近まで，幅に関しては屈側・伸側とも橈側 2/3 を，つまり前腕全周の 2/3 までを挙上できる（図 1-a，b）．

また，橈骨遠位部の一部を付着させて骨皮弁としたり，長掌筋腱を皮弁に含めて挙上することも

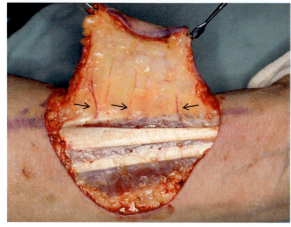
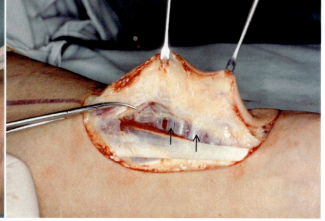

図 2. 屈側からの皮弁の挙上
a：皮弁に立ち上がる穿通枝(矢印)を確認できる．
b：深部筋膜(矢印)は橈骨動静脈の血管鞘につながっているので，これを
剥離・切断する．

可能である．

3．皮弁の挙上

皮弁の挙上は，ターニケットによる駆血下に行うが，エスマルヒなどによる血液の駆出は，逆に皮静脈の確認などが難しくなるので行わないようにしている．

皮膚切開は，屈側・伸側のどちらから始めてもよいが，筆者は通常屈側から行っている．長掌筋，橈側手根屈筋を同定し，パラテノンを温存しながら深部筋膜上で剥離していくと，橈側手根屈筋の橈側縁において，橈骨動脈より立ち上がる筋膜中隔穿通枝を数本確認できる(図 2-a)．なお，深部筋膜は深部の橈骨動静脈の血管鞘に連続しているので，橈側手根屈筋の橈側縁に沿って筋体と深部筋膜を剥離するようにしながら橈骨動静脈を剥離・露出していく(図 2-b)．

次に，伸側に皮膚切開を加え，長橈側手根伸筋と腕橈骨筋の深部筋膜上で同様に剥離を進める．この際，両筋肉の間から現われ手背母指側に向かう橈骨神経浅枝を確認し温存しておく．一方で，筋皮神経の終枝である外側前腕皮神経は皮弁に含まれる形で切離されるが，橈骨神経浅枝との交通枝も切断されることが多い．腕橈骨筋の橈側縁では，屈側と同様に筋体と深部筋膜の間を筋体に沿う形で剥離する必要がある(図 3)．

以上の，屈側・伸側両側からの剥離操作により，

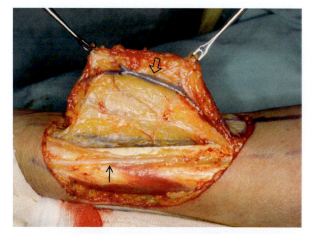

図 3. 伸側からの皮弁の挙上
矢印は橈骨神経浅枝，⇒(arrowhead)は橈側皮静脈

皮島直下の橈骨動静脈が剥離・露出されるが，次いで前腕近位側に切開を延長し，皮静脈の剥離露出を進める．この際，筆者は皮静脈だけを剥き出しにするのではなく，静脈周囲の皮下組織もある程度つけた状態で挙上している(図 4)．その理由は，静脈の捻じれの有無が明瞭に確認できること，吻合血管を感染や圧迫などから少しでも防ぐことができると考えているからである．

次いで，腕橈骨筋と橈側手根屈筋の間を剥離展開すると，前腕深部を走行する橈骨動静脈の本幹が露見される．この時点で皮弁と栄養血管の全体像が確認されるので，橈骨動静脈の末梢側を切断・結紮し，この血管柄に沿って分岐する筋肉枝

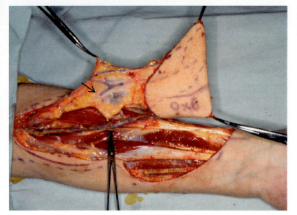

図 4. 橈側皮静脈(矢印)には周囲の脂肪織をつけて挙上する.

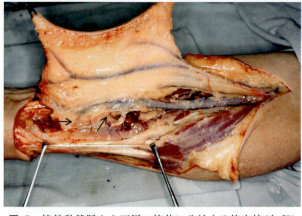

図 5. 橈骨動静脈から下層の筋体に分岐する筋肉枝(矢印)を剝離し,離断する.

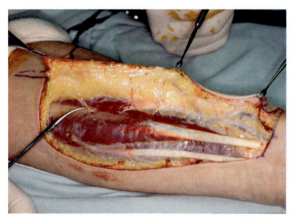

図 6. 大きな皮弁を挙上する時は,近位側の筋間中隔穿通枝(鉗子で指し示す枝)を温存する.

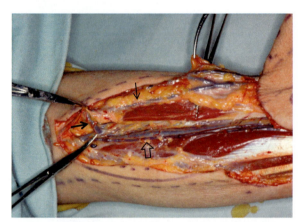

図 7. 肘窩付近まで剝離すると,皮静脈系と深部静脈(橈骨静脈)系との間に交通枝(太矢印)を認めることがある.(細矢印:橈側皮静脈,arrow-head:橈骨動静脈)

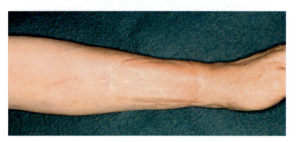

図 8. 術後 1 年目の前腕採取部

を遠位部より順次切断しながら島状に挙上していく(図 5).血管吻合に必要な長さを計測したうえで,若干余裕を持たせた長めの部位まで動静脈を剝離する.

なお,大きな皮弁を採取する場合には,上記の挙上手技に加えて,橈側手根屈筋と腕橈骨筋の間から立ち上がる筋間中隔穿通枝を丁寧に温存し皮弁に含めるようにする(図 6).そして,島状に挙上した段階で駆血を解除して,皮島の末端の血流が良好であることを確認するとともに,循環不良と思われる部分は切除することが肝要である.

また,通常皮弁挙上には 1 時間〜1 時間半を要するが,その間の虚血およびその後の血管吻合完了までの虚血の時間を考慮し,虚血再灌流障害を予防する意味で,筆者は 15 分位皮弁の血流を保った後に皮弁を切離するようにしている.

さらに,静脈においては,肘窩付近の近位側において,橈骨静脈の深部静脈系と橈側皮静脈の浅部静脈系との合流を確認できることもあり,そのような場合には皮弁のサイズにもよるが,1 系統の静脈吻合だけでもかなり安定した静脈還流を得ることができると考えられる(図 7).

図 9.
症例
　a：術前
　b：腫瘍切除，下顎辺縁切除後の口腔内
　c：切離された前腕皮弁，橈骨動静脈を血管柄としている．
　d：術後 1 年半後の口腔内
　e：薄い皮弁で顎堤が良好に再建されているので，義歯の装着が可能となっている．

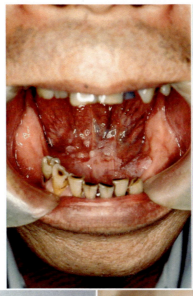
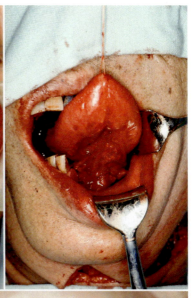
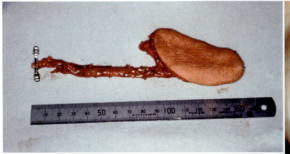
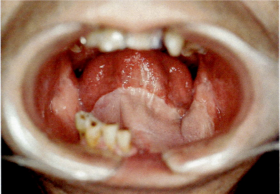
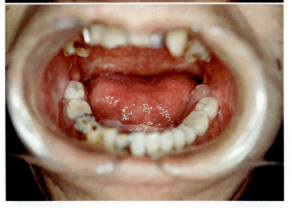

4．採取部の処置

　皮弁採取部は，死腔を減らし，植皮面積を少なくするために腕橈骨筋と橈側手根屈筋を吸収糸で寄せておき，厚目の分層植皮を行う．前腕であるので，目につきやすい部位ではあるが，中高年の男性であれば大きな問題となることは少ないように思われる（図 8）．

　なお，採皮による新たな瘢痕をなくす目的で以下のような報告がこれまでなされている．①採取した皮島から厚目の分層皮膚を採皮し，皮弁採取部に戻す形で植皮を行う[12]．②皮弁挙上時に，まず皮膚を薄く弁状に剝離挙上し，その後に皮弁を挙上する．そして弁状に剝離した薄い皮膚を皮弁採取部に再縫合する[13]．③皮弁採取部に人工真皮を置き，保存的に（植皮なしで）治癒させる[14]．

症例（図 9）

64 歳，男性

　口腔底癌の診断で他院より紹介された．腫瘍切除，患側（左）上頸部郭清および下顎辺縁切除が施行され，遊離前腕皮弁による再建が行われた．なお，この症例では，皮静脈は細く吻合に適さないと判断されたため，橈骨静脈と顔面静脈の枝を吻合した．

　術後 1 年半の時点で，歯肉部に移植した皮弁は薄く，義歯の装着も可能であった．

まとめ

穿通枝皮弁の出現により使用頻度の低下した前腕皮弁ではあるが，解剖学的変異が極めて少なく挙上が容易であること，長くて太い口径の血管柄を有すること，そして橈側皮静脈を利用すれば動脈と静脈との位置的自由度が大変高く，そのため血管吻合が容易に行えるなどの多くの利点がある．

これまで問題とされた前腕露出部への植皮による瘢痕形成に関しても，それを軽減するために様々な試みがなされている．

遊離皮弁としての安全性・確実性からみると，他の皮弁に優っており，今後も貴重な再建材料としての地位は揺るがないと考えられる．

参考文献

1) Mühlbauer, W., et al.：The forearm flap. Plast Reconstr Surg. 70：336-344, 1982.
2) Chang, T. S., et al.：The free forearm flap—a report of 25 cases. Ann Acad Med Singapore. 11：236-240, 1982.
   Summary 遊離前腕皮弁に関する初期のまとまった英文論文．
3) Soutar, D. S., et al.：The radial forearm flap：a versatile method for intra-oral reconstruction. Br J Plast Surg. 36：1-8, 1983.
   Summary 10例の口腔内再建をもとに前腕皮弁の有用性を報告．
4) Harii, K., et al.：Radial forearm flap in reconstruction following surgery for head and neck cancers. Auris Nasus Larynx. 12：44-47, 1985.
   Summary 頭頸部再建37例における遊離前腕皮弁の報告．
5) Harii, K., et al.：Pharyngoesophageal reconstruction using a fabricated forearm free flap. Plast Reconstr Surg. 75：463-474, 1985.
   Summary 全周性の下咽頭再建に前腕皮弁を用いた，世界で初めての報告．
6) Chen, H., et al.：Comparison of morbidity after reconstruction of tongue defects with an anterolateral thigh cutaneous flap compared with a radial forearm free-flap：a meta-analysis. Br J Oral Maxillofac Surg. Aug 8 (Epub ahead of print)
   Summary 2015年までの論文報告を解析し，前外側大腿皮弁と前腕皮弁での舌再建の結果を比較．
7) Tsiliboti, D., et al.：Total nasal reconstruction using a prelaminated free radial forearm flap and porous polyethylene implants. J Reconstr Microsurg. 24：449-452, 2008.
8) Doornaert, M., et al.：Penile reconstruction with the radial forearm flap：an update. Handchir Mikrochir Plast Chir. 43：208-214, 2011.
9) Jeng, S. F., et al.：Total lower lip reconstruction with a composite radial forearm-palmaris longus tendon flap：a clinical cases. Plast Reconstr Surg. 113：19-23, 2004.
   Summary 長掌筋腱付きの前腕皮弁で上口唇を再建した12例の報告．
10) Silverman, D. A., et al.：Evaluation of bone length and number of osteotomies utilizing the osteocutaneous radial forearm free flap for mandible reconstruction：An 8-year review of complications and flap survival. Head Neck. 38：434-438, 2016.
    Summary 下顎再建に骨付き前腕皮弁を用いた155例の検討．
11) Kohonen, M., et al.：Is the Allen test reliable enough? Eur J Cardiothoracic Surg. 32：902-905, 2007.
12) Kawashima, T., et al.：Intraoral and oropharyngeal reconstruction using a de-epithelialized forearm flap. Head Neck. 11：358-363, 1989.
    Summary 前腕皮弁の皮島から採皮した皮膚を，前腕に戻し移植することで新たな採皮部の瘢痕形成を防止する試みの報告．
13) Kajikawa, A., et al.：Split-thickness skin flap technique for elevating the radial forearm flap. Plast Reconstr Surg. 123：284-287, 2009.
    Summary 前腕の薄層皮膚弁を起こしてから前腕皮弁を挙上し，その後皮膚弁を採取部に戻すことにより植皮の採皮を不要にするとの報告．
14) Byun, S. H., et al.：Functional and cosmetic outcome after closure of radial forearm free flap donor defect with porcine collagen membrane. J Craniomaxillofac Surg. 44：527-532, 2016.

好評書籍のご案内

カラーアトラス
乳房外Paget病
―その素顔―

著者：熊野公子、村田洋三
　　　（兵庫県立がんセンター）

目　次
- 第Ⅰ章　乳房外Paget病とserendipityの世界
- 第Ⅱ章　乳房外Paget病の興味深い基礎知識
- 第Ⅲ章　乳房外Paget病の素顔に出会う術
- 第Ⅳ章　男性の外陰部乳房外Paget病の臨床パターン
- 第Ⅴ章　女性の外陰部乳房外Paget病の臨床パターン
- 第Ⅵ章　発生学から乳房外Paget病を俯瞰する：多様な皮疹形態の統一的理解
- 第Ⅶ章　外陰部以外の乳房外Paget病の特徴
- 第Ⅷ章　稀に出会う興味深い症例
- 第Ⅸ章　乳房外Paget病の鑑別診断
- 第Ⅹ章　乳房外Paget病の手術治療の進め方
- 第Ⅺ章　進行期の乳房外Paget病の話題

B5判　オールカラー　252ページ
定価（本体価格9,000円＋税）
ISBN：978-4-86519-212-4 C3047

　乳房外Paget病とは何か？　謎に満ちたこの腫瘍の臨床的課題に長年にわたって全力をあげて取り組み、数々の画期的業績を上げてこられた著者らが待望の書籍を刊行した。臨床に即した実践的内容の書物であるが、最近はやりの安直・マニュアル本とはまったく異なる。本書は乳房外Paget病を扱いながらも、その思想は広く医療の全般に通底する。皮膚腫瘍学のみでなく、臨床医学の思考能力を深め、実践的力量を高めるうえで必読の名著である。

（斎田俊明先生ご推薦文より抜粋）

　本書は熊野公子、村田洋三の名コンビによるおそらく世界初の、Paget病に関する総説単行本である。
　最近はEBM（Evidenced Based Medicine）という言葉がはやりだが、私（大原）は文献報告を渉猟・集積しただけでは真のEBMではないと考えている。本書のように、長年にわたる多数例を自らが経験すればこそ、そのなかから普遍的な真理が演繹的に導き出されるのである。
　両先生のライフワークである本書の完成を心から喜ぶものである。

（大原國章先生ご推薦文より抜粋）

全日本病院出版会
お求めはお近くの書店、または弊社まで

〒113-0033　東京都文京区本郷3-16-4
Tel：03-5689-5989　　Fax：03-5689-8030
http://www.zenniti.com

◆特集/再建外科で初心者がマスターすべき10皮弁

広背筋皮弁

鳥山和宏[*1] 亀井 譲[*2]

Key Words：広背筋（latissimus dorsi muscle），血行形態（vascular distribution），有茎皮弁（pedicled flap），遊離皮弁（free flap），穿通枝（perforating branch）

Abstract 広背筋皮弁は，太くて長い血管茎と大きな筋体を有する．筋体の血流は，頭側 1/3 は胸背動静脈（主栄養血管）で尾側 2/3 は肋間と腰動脈から穿通枝（副栄養血管）で栄養される．皮弁のデザインは，主要栄養血管と副栄養血管の両方の血管を血管茎とすることが可能である．胸背動静脈を血管茎とする皮弁の挙上は，頭側の広背筋前縁から開始し胸背動静脈を確認すると安全で効率がよい．広背筋皮弁を全幅で挙上する時には，広背筋を外側から正中に向けて挙上し肩甲骨の裏面に至らないように注意する．胸背動静脈を血管茎とする有茎皮弁として挙上すると，上肢は上腕部・肘まで，腹側は肩から前胸部まで，背側は背部から後頭部まで届く．ただし，血管茎の捻りや圧迫には注意が必要で，できれば広背筋の停止部の一部を温存しておく．一方，遊離皮弁としては，欠損が広範囲に及ぶ場合や長い血管茎を必要とする場合に特に有用である．ただし，欠損部の部位に応じて体位交換が2回必要となることがある．

解　剖

1．広背筋

広背筋は，椎骨部（第 7～12 胸椎の棘突起と胸腰筋膜），腸骨部（腸骨稜の後部 1/3），肋骨部（第 9～12 肋骨），肩甲骨部（肩甲骨の下角）に起始し，上腕骨の小結節稜（前面）に停止する（図 1）[1]．広背筋の作用は，上腕の内旋，内転，後方挙上である．

2．血　流

筋体の血流は，頭側 1/3 は胸背動静脈（主要栄養血管）で尾側 2/3 は肋間と腰動脈から穿通枝（副栄養血管）で栄養される[2)3)]．渡部ら[3)]によると，広背筋皮弁の血行形態を理解するためには，広背筋の血行形態（3つの領域）とそれを覆う背部の皮膚の血行形態（2つの領域）を理解する必要がある．

広背筋の第1の血行領域は胸背動脈と第9肋間動脈穿通枝および外側部の第10肋間動脈穿通枝が直接吻合して構成される領域で，第2の領域は内側部の第10肋間動脈および第11肋間動脈穿通枝と肋下動脈穿通枝が直接吻合して構成された領域で，第3の領域は第1と第2腰動脈穿通枝が直接吻合して構成された領域である（図 2）[3)]．筋体の血行領域には choke vessels が存在するので，胸背動脈を血管茎として広背筋皮弁を挙上した場合には，広背筋の安全に挙上できる範囲は第12肋骨下縁までである[3)]．

広背筋直上の皮膚の第1の領域は胸背動脈と第 9，10，11 肋間動脈の皮膚穿通枝が直接吻合して構成される領域で，第2の領域は肋下動脈と第1，2 腰動脈の皮膚穿通枝が直接吻合して構成される領域（腸骨稜まで）である（図 3）[3)]．背部皮膚の血行領域には choke vessels が存在するので，胸背

[*1] Kazuhiro TORIYAMA, 〒467-8602　名古屋市瑞穂区瑞穂町字川澄1番地　名古屋市立大学病院形成外科，部長

[*2] Yuzuru KAMEI, 〒466-8560　名古屋市昭和区鶴舞町65　名古屋大学形成外科，教授

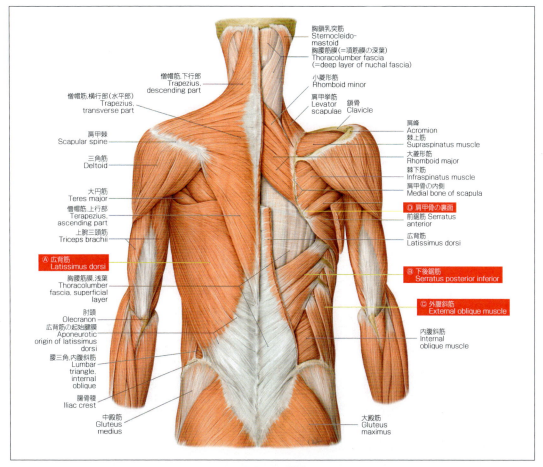

図 1. 広背筋
広背筋（Ⓐ）は，椎骨部，腸骨部，肋骨部，肩甲骨部に起始し，上腕骨の小結節稜に停止する．広背筋の裏面には下後鋸筋（Ⓑ）がある．広背筋の遠位前方に外腹斜筋（Ⓒ）がある．肩甲骨との連続部で背部正中側から最深部に入ると肩甲骨の裏面（Ⓓ）に到達する．

(文献 1 より改変引用)

動脈を血管茎として広背筋皮弁を挙上した場合には，皮島は第 9 肋間動脈穿通枝もしくは広背筋外側部にある第 10 肋間動脈穿通枝を含めることで腸骨稜まで安全に採取可能である[3)4)]．

皮弁の挙上

1．体　位

側胸部や背部の悪性腫瘍の切除では，切除から皮弁採取・再建まですべて側臥位ないし腹臥位で完結できる．しかし，乳房再建などでは，悪性腫瘍切除と皮弁採取は，患側を上にした半側臥位およびハグユーバック™（側臥位用）と手術台のローテンションで行えるが，最後の皮弁の縫着には仰臥位（坐位）への体位交換が必要となる．また，欠損部の部位や施設，患者の BMI などによっては，仰臥位から側臥位，側臥位から仰臥位への 2 回体位交換が必要となる[5)]．

2．皮弁のデザイン

まずは既往手術歴（開胸手術や腋窩郭清など）をはじめ，広背筋およびその周囲に瘢痕がないか診察して，広背筋皮弁が挙上可能か確認する．次いで皮弁のデザインは，広背筋の存在範囲，つまり後腋窩線とその延長線，腸骨稜，背部正中，肩甲骨の下角をマークする．第 12 肋骨下縁までであれば筋体は縦長や横長など比較的自由にデザインできるが，体位によって，あるいは上肢の位置によって，後腋窩線（広背筋の前縁）の位置が変わるので注意が必要である．皮弁挙上時と同じ体位で

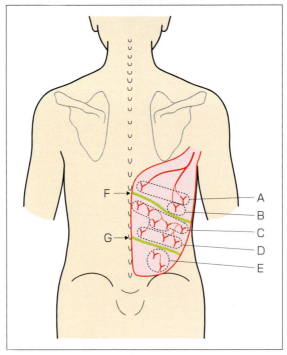

図 2. 広背筋の血行領域
第1の血行領域は胸背動脈と第9肋間動脈穿通枝(A)および外側部の第10肋間動脈穿通枝(B)が直接吻合して構成される領域で，第2の領域は内側部の第10肋間動脈および第11肋間動脈穿通枝(C)と肋下動脈穿通枝(D)が直接吻合して構成された領域で，第3の領域は第1と第2腰動脈穿通枝(E)が直接吻合して構成された領域である．筋体内に存在するchoke vessels(黄色に囲んだ部分，F，G)を示す．
(文献3の図1を転写してシェーマにした．)

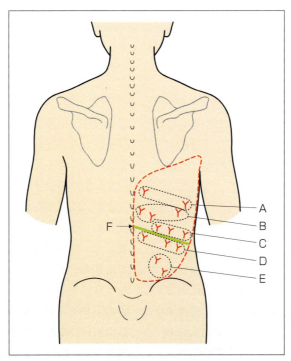

図 3. 広背筋直上の皮膚の血行領域
第1の領域は胸背動脈と第9，10，11肋間動脈の皮膚穿通枝(A，B，C)が直接吻合して構成される領域で，第2の領域は肋下動脈の皮膚穿通枝(D)と第1，2腰動脈の皮膚穿通枝(E)が直接吻合して構成される領域(腸骨稜まで)である．皮膚内に存在するchoke vessels(黄色に囲んだ部分，F)を示す．
(文献3の図2を転写してシェーマにした．)

デザインすることが望ましい[6]．皮弁の幅は原則縫縮が可能な 6～10 cm 程度にする．縫縮可能な範囲を越えて皮弁を大きく採取しドナー部(背部)に植皮すると，生着させることに手間がかかる[5]．一方，遠位まで皮弁を採取する場合や腸骨稜直上の皮下脂肪を採取する時には，第 10 肋間動脈の穿通枝の位置を同定しておく．この穿通枝の位置は，第 10 肋骨と後腋窩線との交点とする[7]．血管の位置が深いのでドップラー血流計ではなく，カラードップラーエコーや MDCT(多列検出器コンピューター断層撮影)で確認する[8)9]．

3．挙上法

広背筋皮弁は主栄養血管である胸背動脈を血管茎としても，また副栄養血管である肋間動脈の穿通枝を血管茎としても挙上可能であるが，ここでは胸背動脈を血管茎とする場合を示す[10]．まずは広背筋の頭側の前縁を同定する[5)6]．広背筋の尾側の前縁は薄いことがあり，頭側の方が同定しやすい．固定された前縁の位置が術前に想定したラインであるか確認して，異なっていれば遠位の皮弁のデザインを修正する．また，前縁から皮弁の裏面を剝離して栄養血管である胸背動静脈を触れてその位置を確認する．次に，術前にマークした肋間動脈の穿通枝の位置を確認する．遠位まで大きく皮島を採取する場合は，肋間動脈穿通枝を含み，かつ，皮島遠位の皮膚(脂肪)は腸骨稜を越えない部分までとする[3)4)6]．広背筋の裏面には薄い下後鋸筋があり，これが付着することがある(図 1)．また広背筋の遠位前方には外腹斜筋があり，広背筋の前縁が薄くて境界部を見誤ると一緒に挙上されやすい(図 1)．肋間からの穿通枝は比較的太いものがあり，また筋体内の血管網を損傷しないために結紮処理する．広背筋の裏面の剝離で最も注意が必要なのは，肩甲骨との連続部で，背部正中側から膜状の結合組織の最深部に入ると誤って肩甲骨の裏面に到達する(図 1)．そこで肩甲骨レベルで正しい層で剝離するためには，外側から前鋸筋直上の層を丁寧に追跡することが肝要である．さらに，広背筋の近位では，欠損部までの距離を考えて必要に応じて血管の分枝(前鋸筋への分枝，肩甲回旋動脈)を処理する[4)11)12]．また，欠損部の大きさと形に応じて，筋体や皮膚を分割したり，余分な筋体や皮膚をトリミングしたりする[13]．この時に持続ドレーンは，しっかりとドレナージするために前方と後方の 2 本留置する．広範囲に広背筋を切除した場合には，出血やセローマを予防するために腹帯や矯正下着で圧迫する．持続ドレーンを抜去後にセローマが起こった場合には，穿刺吸引後に圧迫を継続することでほとんど吸収される．また，広背筋採取後の日常動作における機能障害は少ない[5)14]．

4．有茎皮弁

胸背動静脈を血管茎とする有茎皮弁として挙上すると，上肢は上腕部・肘まで，腹側は肩から前胸部まで，背側は背部から後頭部まで届く．また，頭頸部再建では，側頭部まで到達可能である[5]．広背筋の停止部であるが，上腕三頭筋などの機能的再建をする時には停止部を切離して欠損部断端に縫着することがあるが，一般的には血管茎に無理な負担をかけないように一部停止部を残しておく方がよい[15]．停止部を切離して血管茎だけにした時には，術中の血管の捻れや術後血管茎の圧迫に特に注意する[5]．皮弁側の側胸部に小枕を挟み込んで腋窩に隙間ができるようにする．また，欠損部へのアプローチとしては，肩甲骨の後方(背側)を回るか，腋窩から前方に回るかの 2 つがあるが，ドレープを接着するテープなどを使用してシミュレーションすると選択しやすい(症例 1)．

5．遊離皮弁

血管茎が長く太いので遊離皮弁として利用しやすい[11]．特に欠損が広範囲であったり，人工物を巻いたりするには有力な皮弁となる[15]．また，血管分岐を利用した T-shape として採取することで flow-through 型にレシピエント血管の末梢血行を温存した手術が可能である[11)15)16]．血管吻合部で閉創時に皮膚の余裕がないと思われる時には，血管茎付近まで皮弁を付けて挙上する．

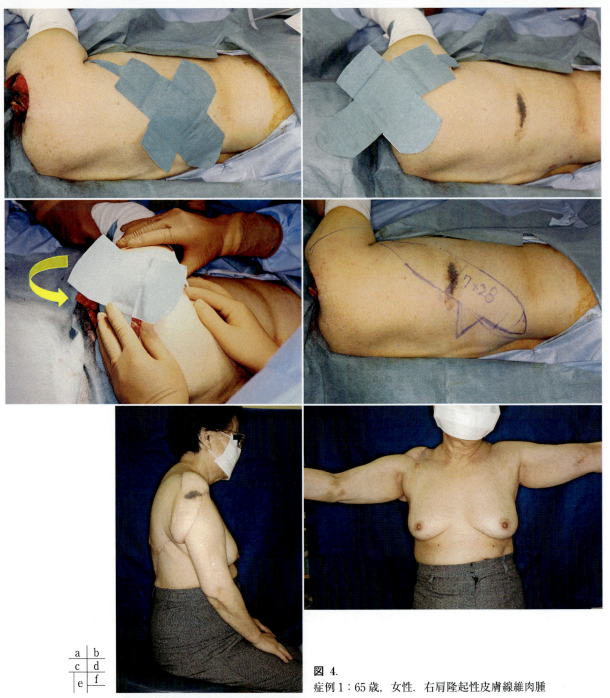

図 4.
症例 1：65 歳，女性．右肩隆起性皮膚線維肉腫
ドレープを接着するテープにてシミュレーションを行った．皮弁挙上前(a)．背側から直接皮弁を回した状態(b)．腋窩を経由して前方から回した状態(c)．術後 2 年半の側方像(e)．肩関節の可動域は良好であった(f)．

症　例

症例 1：65 歳，女性．右肩隆起性皮膚線維肉腫
1 年前に右肩に数 mm に皮膚腫瘤を認め，近医皮膚科にてケロイドと言われていたが，3 か月前には示指頭大となり皮膚科より整形外科に紹介となった．切開生検により軟部肉腫の診断にて 3 cm 離して広範囲切除術が行われ，三角筋・僧帽筋・大胸筋の一部が全層で切除された．これに合わせて有茎広背筋皮弁での再建を予定した．背側

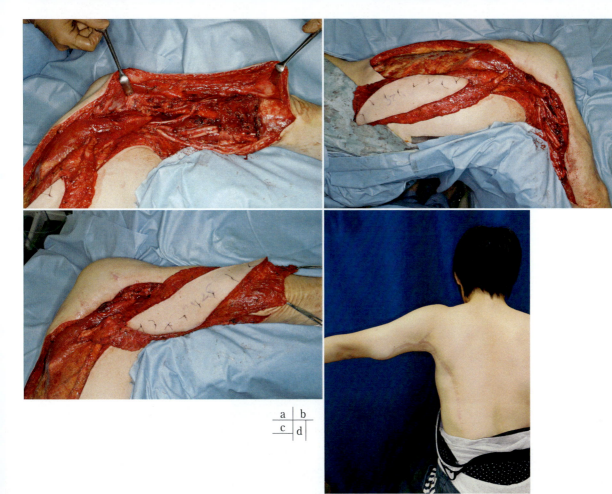

図 5. 症例 2：15 歳，女性．左上腕部滑膜肉腫
広範囲切除が行われ，上腕外側の皮膚が 9×13 cm の大きさで欠損し，上腕三頭筋がほぼ全長にわたり欠損した(a)．広背筋の切離前に 3 cm 毎に糸でマーキングをして広背筋皮弁を挙上した(b)．マーキングの糸を目安にテンションを確認しつつ肘関節屈曲 −40° にて上腕三頭筋の遠位部断端と広背筋断端を縫合した(c)．術後 1 年で肩水平挙上時の上腕の伸展は良好である(d)．

から直接皮弁を回すか，腋窩を経由して前方から回すかの 2 つの選択が考えられたが，ドレープを接着するテープにてシミュレーションを行い，背側からのアプローチとした(図 4-a〜d)．術後 2 年半で肩関節の可動域は良好であった(図 4-e, f)．

症例 2：15 歳，女性，左上腕部滑膜肉腫
初診の約 5 か月前から左上腕後面の皮下腫瘍を自覚し，徐々に大きくなり近医を受診し当院を紹介された．画像検査の結果，悪性腫瘍を疑い切開生検にて滑膜肉腫と診断された．術前化学療法を 4 コース終了後に手術となった．広範囲切除が行われ，上腕外側の皮膚が 9×13 cm の大きさで欠損し上腕三頭筋がほぼ全長にわたり欠損した(図 5-a)．これに対して有茎広背筋皮弁で上腕三頭筋の機能再建を行った．広背筋の起始部を上腕三頭筋起始部付近に固定した．広背筋の切離前に，3 cm ごとに付けたマーキングの糸を目安にテンションを確認しつつ，肘関節屈曲 −40° にて上腕三頭筋の遠位部断端と広背筋断端を縫合した(図 5-b, c)．術後化学療法を行い，術後 1 年で肩水平挙上時の上腕の伸展は良好である(図 5-d)．手術前に行っていたハンドボールの練習ができるまでになった．

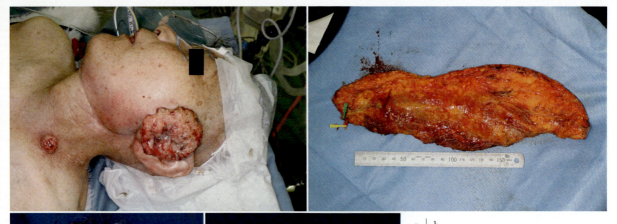
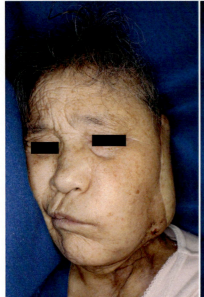
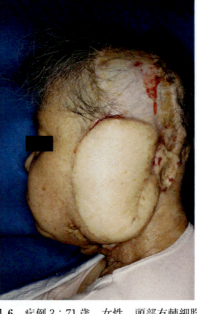

図 6. 症例 3：71 歳，女性，頭部有棘細胞癌
耳前部有棘細胞癌に対して切除再建前(a)．これに対して 8×30 cm の大きさで広背筋皮弁を挙上した(b)．術後 3 か月，皮弁は全生着した(c, d)．

症例 3：71 歳，女性，頭部有棘細胞癌

初診の約 3 年前から頭頂部に結節が出現して徐々に大きくなり，2 年前に近医皮膚科にて有棘細胞癌と診断され当科皮膚科に紹介となった．1 年 10 か月前に皮膚悪性腫瘍切除術および植皮術と左頸部リンパ節郭清術が行われた．6 か月前に左頸部と左耳介後部に再発を認め，放射線治療(60 Gy)が行われた．4 か月前に再度耳前部に転移して化学療法が行われたが効果が乏しかった．そこで耳鼻科で切除して，当科で広背筋皮弁にて再建となった．耳前部有棘細胞癌に対して 1 cm の皮膚マージンを付けて切除された(図 6-a)．これに対して 8×30 cm の大きさで広背筋皮弁を挙上した(図 6-b)．右顔面動脈と右外頸静脈に右胸背動脈と右胸背静脈を端々吻合した．術後 3 か月皮弁は全生着した(図 6-c, d)．

文　献

1) 坂井健雄ほか監訳：プロメテウス　解剖学アトラス　解剖学総論／運動器系　第 2 版. p330, 医学書院, 2011.
2) 矢野善己ほか：広背筋の胸背動脈支配領域の検討―骨格筋による心機能補助の基礎的研究―. 人工臓器. **21**：520-523, 1992.
   Summary　心機能を補助するために広背筋弁を心臓に被覆する研究の一部として，広背筋の血流が検討された．

3) 渡部功一：広背筋皮弁の血行形態に関する解剖学的研究. 久留米医会誌. **70**：153-163, 2007.
   Summary　新鮮屍体を用いた微小血管造影で広背筋皮弁の3次元的血行形態を明らかにした.

4) 三鍋俊春ほか：乳房再建における TRAM・DIEP 皮弁, 広背筋皮弁の皮膚・皮下組織の拡大付着はどこまで安全か―血管解剖の検討. 日本マイクロ会誌. **19**：415-422, 2006.
   Summary　広背筋の筋体外側は第10肋間動脈-胸背動脈の血行軸を含むように分割できることを示した.

5) 兵藤伊久夫：頭頸部再建に用いられる皮弁　有茎広背筋皮弁. 耳喉頭頸. **87**：474-480, 2015.
   Summary　有茎広背筋皮弁を頭頸部再建に応用するポイントを概説した.

6) 山川知巳ほか：【研修医・外科系医師が知っておくべき形成外科の基本知識と手技】頻用される皮弁の血行形態と適応　1）体幹より採取される皮弁　(3) 広背筋皮弁. 形成外科. **55**(増刊)：S135-S141, 2012.

7) Minabe, T., et al.：Latissimus dorsi flaps oriented on the lateral intercostal artery perforators：Anatomical study and application in autologous breast reconstruction. J Plast Surg Hand Surg. **45**：58-65, 2011.
   Summary　外側肋間動脈穿通枝に基づく広背筋皮弁の乳房再建への応用についてまとめた.

8) 石田有宏：【穿通枝皮弁をうまく使うには】胸背動脈穿通枝皮弁. 形成外科. **58**：617-625, 2015.

9) 三鍋俊春ほか：【穿通枝皮弁をうまく使うには】MDCT および超音波検査による穿通枝の術前評価. 形成外科. **58**：587-595, 2015.

10) 澤泉雅之ほか：Reverse latissimus dorsi flap の応用. 日形会誌. **9**：782-788, 1989.

11) Bartlett, S. P., et al.：The latissimus dorsi flap：a fresh cadaver study of the primary neurovascular pedicle. Plast Reconstr Surg. **67**：631-636, 1981.
    Summary　広背筋の栄養血管（胸背動脈）についての解剖所見.

12) 中溝宗永ほか：【耳鼻科・頭頸部外科領域における皮弁の実際―要点とコツ―】大胸筋皮弁・広背筋皮弁. ENTONI. **67**：19-24, 2006.

13) Sawaizumi, M., Maruyama, Y.：Sliding shape-designed latissimus dorsi flap. Ann Plast Surg. **38**：41-45, 1997.
    Summary　広背筋皮弁のデザインを半月上の2皮島とすると大きな欠損部を広背筋皮弁だけで被覆できることを示した.

14) 増田禎一ほか：広背筋採取後の肩関節の機能評価について. 日形会誌. **20**：417-422, 2000.

15) 鳥山和宏ほか：四肢悪性骨軟部腫瘍切除後の皮弁による再建術の経験―遊離皮弁の適応について―. 創傷. **5**：181-188, 2014.
    Summary　四肢悪性骨軟部腫瘍切除後の皮弁による再建において遊離皮弁の適応について検討した.

16) 小畠康宣ほか：【整形外科手術に役立つ皮弁とそのコツ】遊離皮弁　筋弁・筋皮弁　広背筋皮弁. MB Orthop. **21**：134-140, 2008.

Monthly Book Derma. 創刊20周年記念書籍

そこが知りたい 達人が伝授する
日常皮膚診療の極意と裏ワザ

■編集企画：宮地 良樹
（滋賀県立成人病センター病院長/京都大学名誉教授）

B5判 オールカラー 2016年5月発行
定価（本体価格：12,000円＋税） 380ページ
ISBN：978-4-86519-218-6 C3047

おかげをもちまして創刊20周年！
"そこが知りたい"を詰め込んだ充実の一書です!!

新薬の使い方や診断ツールの使いこなし方を分かりやすく解説し，日常手を焼く疾患の治療法の極意を各領域のエキスパートが詳説．「押さえておきたいポイント」を各項目ごとにまとめ，大ボリュームながらもすぐに目を通せる，診療室にぜひ置いておきたい一書です．

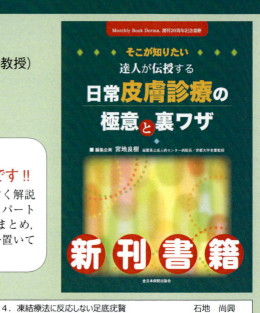

新刊書籍

目次

Ⅰ．話題の新薬をどう使いこなす？
1. BPO 製剤 — 吉田 亜希ほか
2. クレナフィン® — 渡辺 晋一
3. ドボベット® — 安部 正敏
4. 抗 PD-1 抗体 — 中村 泰大ほか
5. スミスリン®ローション — 石井 則久
6. グラッシュビスタ® — 古山 登隆

Ⅱ．新しい診断ツールをどう生かす？
1. ダーモスコピー
   a）掌蹠の色素性病変診断アルゴリズム — 皆川 茜ほか
   b）脂漏性角化症，基底細胞癌の診断ツールとして — 貞安 杏奈ほか
   c）疥癬虫を見つける — 和田 康夫
   d）トリコスコピーで脱毛疾患を鑑別する — 乾 重樹
2. Ready-to-use のパッチテストパネル活用法 — 伊藤 明子

Ⅲ．最新の治療活用法は？
1. ターゲット型エキシマライトによる治療 — 森田 明理
2. 顆粒球吸着療法 — 金蔵 拓郎
3. 大量γグロブリン療法
   —天疱瘡に対する最新の治療活用法は？ — 青山 裕美
4. 新しい乾癬生物学的製剤 — 大槻マミ太郎

Ⅳ．ありふれた皮膚疾患診療の極意
1. 浸軟した趾間白癬の治療のコツ — 常深祐一郎
2. 真菌が見つからない足白癬診断の裏ワザ — 常深祐一郎
3. 特発性蕁麻疹治療—増量の裏ワザ — 谷崎 英昭
4. 蕁麻疹寛解後いつまで抗ヒスタミン薬を内服すべきか — 田中 暁生
5. アトピー性皮膚炎のプロアクティブ療法 — 中原 剛士
6. 母親の心を動かすアトピー性皮膚炎治療 — 加藤 則人
7. 帯状疱疹関連痛治療のコツ — 渡辺 大輔
8. 爪扁平苔癬と爪乾癬の鑑別 — 遠藤 幸紀

Ⅴ．新しい皮膚疾患の診療
1. ロドデノール誘発性脱色素斑 — 鈴木加余子ほか
2. 分子標的薬による手足症候群 — 松村 由美
3. イミキモドの日光角化症フィールド療法 — 出月 健夫
4. 日本紅斑熱と牛肉アレルギーの接点 — 千貫 祐子ほか

Ⅵ．手こずる皮膚疾患の治療法〜いまホットなトピックは？
1. 痂疹が固定した尋常性白斑 — 谷岡 未樹
2. 多発する伝染性軟属腫 — 馬場 直子
3. 急速に進行する円形脱毛症 — 大日 輝記
4. 凍結療法に反応しない足底疣贅 — 石地 尚興
5. 尋常性痤瘡のアドヒアランス向上法 — 島田 辰彦
6. テトラサイクリンに反応しない酒皶 — 大森 遼子ほか
7. メスを使わない陥入爪・巻き爪の治療法 — 原田 和俊
8. 掌蹠多汗症は治せる — 横関 博雄
9. 痛みと抗菌を考えた皮膚潰瘍のドレッシング材活用法 — 門野 岳史ほか
10. 伝染性膿痂疹—耐性菌を考えた外用薬選択法 — 白濱 茂穂
11. IgA血管炎（Henoch-Schönlein）
    —紫斑以外に症状のないときの治療法は？ — 川上 民裕
12. 糖尿病患者の胼胝・鶏眼治療は？ — 中西 健史

Ⅶ．変容しつつある治療の「常識」
1. 褥瘡患者の体位変換は考えもの？ — 磯貝 善蔵
2. アトピー患者は汗をかいたほうがいい？ — 室田 浩之
3. スキンケアで食物アレルギーが防げる？ — 猪又 直子
4. フィラグリンを増やせばアトピーがよくなる？ — 大塚 篤司
5. 保湿剤で痒疹が改善する？ — 宇都宮綾乃ほか
6. 肝斑にレーザーは禁物？ — 葛西健一郎
7. 小児剣創状強皮症にシクロスポリンが効く？ — 天日 桃子ほか
8. 下腿潰瘍の治療は外用より弾性ストッキングのほうが重要？ — 藤澤 章弘
9. 皮膚科医に診断できる関節症性乾癬とは？ — 山本 俊幸
10. 一次刺激性接触皮膚炎の本態は？ — 川村 龍吉
11. 長島型掌蹠角化症は意外に多い？ — 椛島 健治
12. 菌状息肉症はアグレッシブに治療しないほうがいい？ — 菅谷 誠
13. 脂腺母斑に発生する腫瘍は基底細胞癌ではない？ — 竹之内辰也
14. 扁平母斑とカフェオレ斑—日本と海外の認識の違いは？ — 伊東 慶悟
15. 帯状疱疹で眼合併症の有無を予見するには？ — 浅田 秀夫

TOPICS
1. 乳児血管腫に対するプロプラノロール内服治療 — 倉持 朗
2. 乾癬治療薬として公知申請に向け動き出したメトトレキサート — 五十嵐敦之
3. 帯状疱疹ワクチン開発の現況 — 渡辺 大輔
4. 日本人の肌の色を決定する遺伝子は？ — 阿部 優子ほか
5. IgG4関連疾患 — 多田 弥生ほか
6. ジェネリック外用薬の問題点 — 大谷 道輝
7. 好酸球性膿疱性毛包炎—日本の現状は？ — 野村 尚史
8. 足底メラノーマは汗腺由来？ — 岡本奈都子
9. がん性皮膚潰瘍臭改善薬—メトロニダゾールゲル — 渡部 一宏

（株）全日本病院出版会

〒113-0033 東京都文京区本郷3-16-4
TEL：03-5689-5989 FAX：03-5689-8030

お求めはお近くの書店または弊社ホームページ（ http://www.zenniti.com ）まで！

◆特集/再建外科で初心者がマスターすべき 10 皮弁

肩甲骨,肩甲皮弁

七戸龍司[*1] 古川洋志[*2] 山本有平[*3]

Key Words:下顎再建(mandibular reconstruction),肩甲骨・肩甲皮弁(osteocutaneous scapular flap),連合皮弁(combined flap),肩甲回旋動脈(circumflex scapular artery),角枝(angular branch)

Abstract 肩甲皮弁,肩甲骨皮弁は肩甲回旋動静脈を血管茎とし,皮弁,骨弁,隣接する広背筋と前鋸筋を 1 つの茎で採取,移植可能である.栄養血管は皮弁挙上に際して問題になる解剖学的破格はほとんどなく採取しやすいが,一方で近年の他の穿通枝皮弁の発展や腓骨皮弁を用いた各種再建の普及,採取に際して体位変換が必要であることから肩甲皮弁,肩甲骨皮弁の適応は縮小している.特に遊離皮弁としての単一の移植材料としては初心者が積極的に用いる皮弁とはなり難いが,広範な軟部組織欠損の被覆と硬性再建が同時に必要な場合は第一選択となり得る.本稿では肩甲皮弁,肩甲骨皮弁の特徴と挙上方法について述べる.

肩甲骨皮弁の歴史

1982 年に Gilbert らが遊離肩甲皮弁を報告し[1],1986 年に Swartz らが肩甲骨皮弁による下顎の硬性再建を発表した[2].皮弁挙上のバリエーションとして 1991 年に Coleman らが角枝(angular branch)を利用した肩甲骨弁を報告しており[3],それ以降は頭頸部や四肢の様々な骨再建に肩甲骨皮弁は利用されてきた.

特徴

1)採取できる皮弁の特徴は,古典的な皮弁としては比較的薄いことが挙げられる.毛が少なく,露出部への移植再建材料として有用であり,採取部の瘢痕は衣類で隠れ易い.

2)骨弁は採取方法と血管茎を工夫すれば,自由度の高い配置が可能となる.

3)広背筋と前鋸筋を含めて単一の血管茎で移植可能であるため,広範な軟部組織欠損の被覆が可能である.

肩甲皮弁,肩甲骨皮弁の適応

1.局所皮弁として

背部に瘢痕がない腋窩周囲の組織欠損,瘢痕拘縮などがよい適応となる.

2.遊離皮弁として

顎周囲の骨軟部および皮膚の複合的な組織欠損症例がよい適応となる.また角枝を利用することで血管柄をより長く採取できるため,特に再建部位と反対側に吻合血管を求める必要がある症例にも有用である.

[*1] Ryuji SHICHINOHE,〒060-8638 札幌市北区北 15 条西 7 丁目 北海道大学病院形成外科,医員
[*2] Hiroshi FURUKAWA,北海道大学医学部形成外科,准教授
[*3] Yuhei YAMAMOTO,同,教授

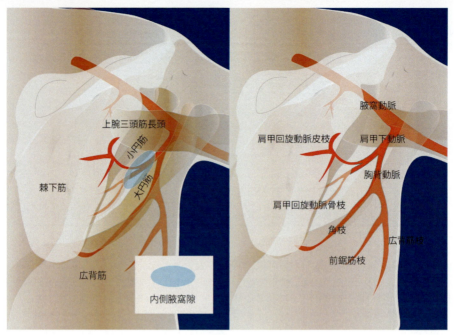

図 1. 肩甲皮弁，肩甲骨皮弁周囲の解剖のシェーマ

血管解剖（図 1）

1．皮弁の栄養血管（皮枝）

皮弁の血管柄中枢である肩甲下動脈は腋窩動脈から分岐する．肩甲下動脈から分岐した肩甲回旋動脈は大円筋，小円筋，上腕三頭筋長頭で形成される内側腋窩隙（triangular space）を通過し皮弁を栄養する皮枝を分枝し，背部の筋膜上を走行する．皮枝は背部正中に向かう肩甲枝と肩甲骨外側縁を走行する傍肩甲枝，頭側に向かう上行枝に分かれる[4]~[6]．

2．骨弁の栄養血管（骨枝，角枝）

肩甲回旋動脈は内側腋窩隙を通過する前に肩甲骨骨弁を栄養する骨枝を分枝する．肩甲骨下角を栄養する角枝は胸背動脈（58％）または胸背動脈前鋸筋枝（42％）から分枝する[3]．角枝は肩甲骨下角から 1~2 cm 頭側，肩甲骨外側 1~2 cm の位置で骨に付着した筋体に入り，裏面から骨を栄養していることが確認できる．なお静脈に関してはすべての動脈に同名の静脈が伴走する．

3．得られる血管茎の長さ

皮弁は内側腋窩隙から肩甲下動脈分岐部までの 6 cm 程度の血管茎が確保できる．骨弁採取に関しては肩甲回旋動脈骨枝のみを茎とした場合の血管茎は 6 cm 程度で，角枝を利用した場合は 10 数 cm とさらに長く血管茎を確保できる[7][8]．ただし骨弁内の骨切りが必要な場合は骨枝と角枝の両者を温存した方が血流は安定する[7]．

皮弁採取，移植の実際

1．体位

通常は側臥位で採取する．肩関節を外転し上肢を自由に動かせるようにする．腹臥位，仰臥位でも採取可能である[9]．

2．皮弁および骨弁採取のデザイン

遊離皮弁として使用する場合は利き腕の反対側から採取するが，再建対象となる骨欠損部分の形状に合わせて決定してもよい．肩関節をやや外転した状態で肩甲骨外側縁から下角にかけてマーキングを行う．内側腋窩隙を肩甲骨外側で触知して同定し[10]，ドップラー血流計やエコーで血管茎を同定する．穿通部分を皮弁に含めて水平または肩甲骨外側に沿ってデザインする（図 2）．本手技で採取可能な皮弁は縫縮を前提とすれば，長さ 20 cm，幅 7 cm 程度である．水平方向にデザインする肩甲皮弁であれば長さは後腋窩線から背部正中

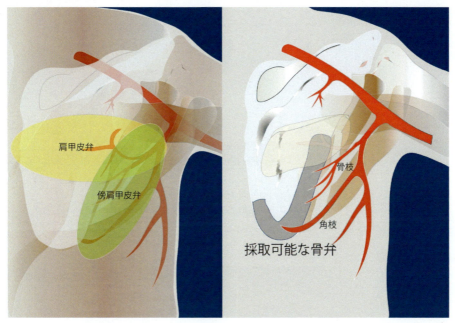

図 2. 肩甲皮弁のデザインと肩甲骨弁の採取のシェーマ

まで，幅は肩甲棘から肩甲下角までとなり，肩甲骨外側縁に沿う傍肩甲皮弁とした場合の長さは後腋窩線から肩甲下角と上後腸骨棘の中点まで採取可能である．骨弁は肩甲回旋動脈骨枝と胸背動静脈から分枝する角枝に栄養される領域で長さは最大 16 cm[11]，一般的には 13 cm 程度である．また末梢の分枝で栄養される広背筋，前鋸筋を連合皮弁として挙上可能である．骨弁採取や広背筋採取をする場合は傍肩甲皮弁とした方が，肩甲骨外側縁の露出や筋体採取のための術野展開が容易である．

3．皮弁の挙上

傍肩甲皮弁の場合はまず皮弁採取は肩甲骨上の皮膚切開から開始し，筋膜まで切開する．肩甲骨外側縁まで筋肉上を剥離する．肩甲皮弁の場合は正中から外側へ向かって剥離する．皮枝は筋膜上を走行しているので，筋膜下で剥離し，内側腋窩隙へ向かって皮弁挙上をしていくと皮弁裏面に血管茎が同定できる．血管茎を同定したら残りの皮膚切開を行い，皮弁全体を筋膜下で剥離し，そのまま血管茎を追って内側腋窩隙に入る．そこでは狭いスペースでの剥離操作が必要であり注意を要する．内側腋窩隙では小円筋を頭側に，上腕三頭筋長頭を外側に牽引すると血管茎周囲が展開できる．肩甲回旋動脈の大円筋，小円筋の筋枝は結紮し，本幹の剥離を中枢に進める．内側腋窩隙深部で肩甲回旋動静脈から分枝して肩甲骨外側縁に入る骨枝を剥離し確保する．なお局所皮弁で移動するのであれば骨枝を結紮し，肩甲上動静脈まで剥離すれば最大の皮弁移動が得られる．

4．骨弁の採取

皮弁採取および肩甲回旋動静脈の骨枝を確保した後，肩甲骨外側縁から 3～4 cm で骨縁に平行に棘下筋を切断する．採取する骨の長さと幅に合わせて骨切り線を決定し骨膜を切開し，最低限の骨膜剥離を行う．次に大円筋と小円筋の切断を肩甲骨外側縁付近で行う．広背筋を尾側に牽引すると切断された大円筋，小円筋のすぐ前面，前鋸筋背側の脂肪組織内に角枝が肩甲骨外側に裏面から入っていることを確認できる．肩甲下角内側を上方に牽引すると同定しやすい．角枝は周囲の結合組織を含めて下床から剥離する．単鋭鈎を肩甲骨前面にかけて後方へ挙上し，浮き上がった下面に付着している前鋸筋と肩甲下筋は採取する骨弁に付着している部分のみ切断する(図 2)．サジタルソーで骨切りを行うが肩甲回旋動静脈骨枝も利用する場合は肩甲骨関節窩の下に骨枝があるので損傷しないように注意する．

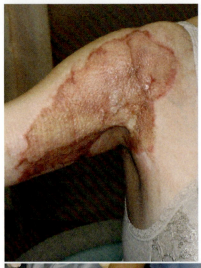
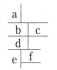

図 3.
症例1：61歳，女性
　a：右腋窩の熱傷瘢痕拘縮
　b：肩甲皮弁のデザイン
　c：挙上した肩甲皮弁
　d：皮膚欠損部への皮弁移植
　e：術後6か月の状態
　f：術後6か月の皮弁採取部の状態

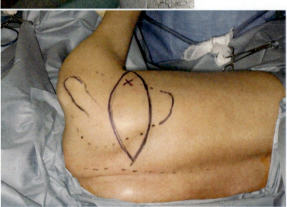
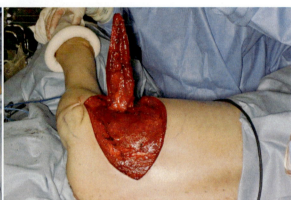
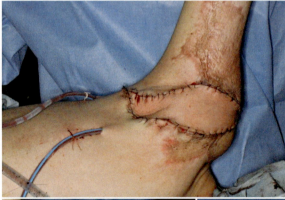
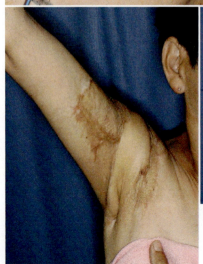
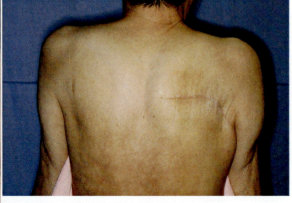

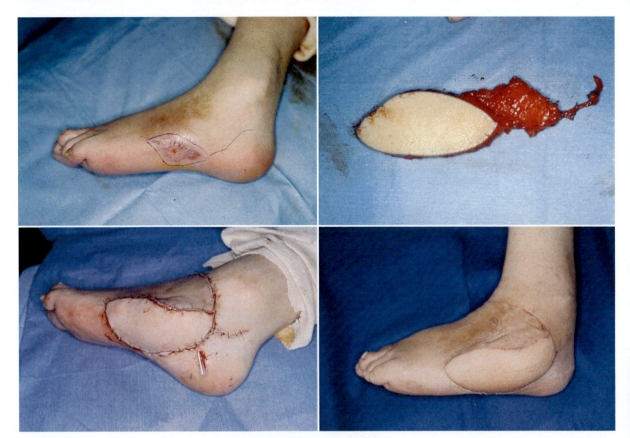

図 4. 症例 2：41 歳，女性
a：左足外側の難治性瘻孔
b：採取した肩甲皮弁
c：皮弁を移植した状態
d：術後 6 か月後の状態

5．血管吻合における注意点

得られる血管柄の口径は 2〜3 mm である．皮弁の静脈は弁を有する場合が多いので，弁近傍での血管吻合は避ける．可能であれば弁を切除して吻合する．

6．皮弁採取部の閉創

切離した筋肉，骨の断面からの出血は丁寧に止血する．大円筋と小円筋は棘下筋，肩甲下筋と強固に縫合する．吸引ドレーンを留置し皮膚は縫合閉鎖する．

術後管理と採取部の機能障害への予防

術後早期は肩関節運動を制限し，血腫を防止する．術後約 2 週間で肩の運動を開始し，徐々に運動範囲を広げていく．過度の安静とリハビリテーションの開始の遅延は肩関節拘縮の原因にもなるため，注意を要する．

症例提示

症例 1：61 歳，女性．右腋窩熱傷後瘢痕拘縮

瘢痕を切除した後，20×7 cm の肩甲皮弁を挙上した．皮弁は内側腋窩隙を通して皮膚欠損部に移動した．肩関節運動制限は改善し，皮弁採取部の瘢痕は目立たない（図 3）．

症例 2：41 歳，女性．左足難治性瘻孔

瘻孔を切除し，16×5 cm の肩甲皮弁を皮膚欠損部に移植した．移植床血管は外側足根動脈と小伏在静脈とした．皮膚潰瘍，瘻孔の再発はない（図 4）．

症例 3：19 歳，男性．右顔面半側萎縮症

右頬部から下顎にかけての陥凹を認める．左肩甲部から 13×6 cm の傍肩甲皮弁を採取し，同側の顔面動脈と肩甲下動脈，顔面静脈と肩甲下静脈

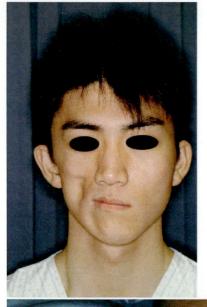
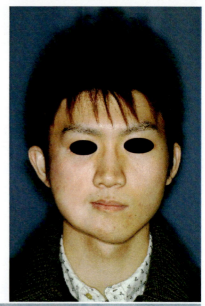
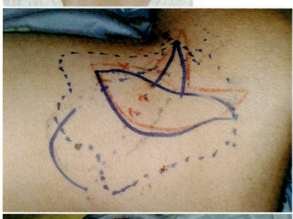
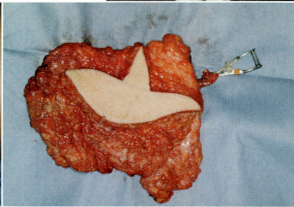
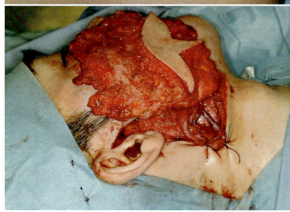
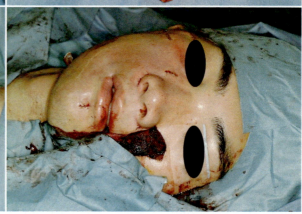

図 5. 症例 3：19 歳, 男性
a：術前の状態
b：皮弁のデザイン
c：採取した皮弁
d：顔面動脈, 総顔面静脈に端々吻合した.
e：皮島は脱上皮して陥凹部皮下に移植した.
f：術後 6 か月の状態

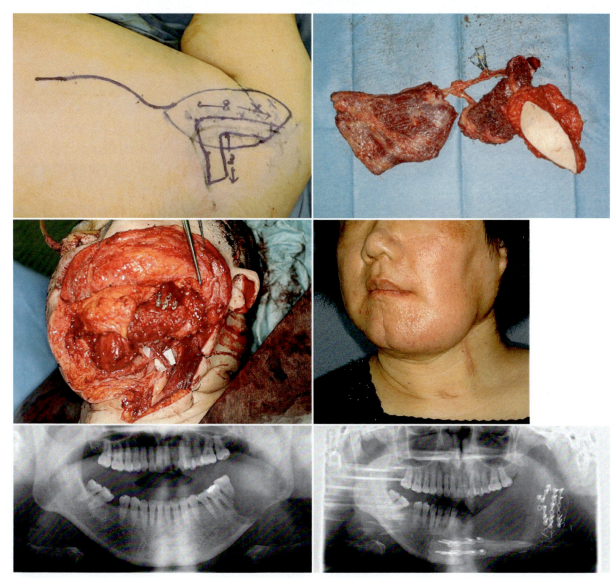

a	b
c	d
e	f

図 6. 症例 4：46 歳，女性
a：皮弁のデザイン
b：採取した傍肩甲皮弁と広背筋弁および骨枝と角枝を栄養血管とする肩甲骨弁
c：骨弁の固定と血管吻合後の状態
d：術後 6 か月の状態
e：術前 X 線写真
f：術後 X 線写真
(七戸龍司ほか：【All about 頭頸部再建-多彩な皮弁を使いこなす！】頭頸部再建に用いられる皮弁 遊離肩甲骨皮弁 頭頸部再建における応用，耳鼻咽喉科・頭頸部外科，87：502-507，2015．より転載)

を端々吻合した．皮島は脱上皮し，真皮と皮下脂肪を利用して陥凹部の形成を行った(図5)．

症例 4：46 歳，女性．左下顎骨肉腫

下顎区域切除術，側頭筋合併切除が行われた．肩甲下動脈を血管茎として，左肩甲部から傍肩甲皮弁，肩甲骨弁，広背筋弁を挙上し，移植した．移植骨は 7 cm と 3 cm の長さに骨切りし加工した．肩甲下動脈と左顔面動脈を端々吻合し，肩甲下静脈と内頸静脈を端々吻合した．広背筋は主に側頭窩の充填に利用した(図6)．

考　察

　肩甲皮弁，肩甲骨皮弁の有用性が最大限発揮されるのは比較的薄い無毛の皮弁が求められる露出部の再建や，骨および広範な軟部組織再建が必要になる状況である．一方で露出部の皮膚軟部組織再建や頭頸部硬性組織再建は手術が主に仰臥位で行われるため，近年は同体位で採取可能な遊離穿通枝皮弁や腓骨(皮)弁を選択することが多く，皮弁採取に体位変換が必要な肩甲骨皮弁は敬遠される傾向にある．しかし穿通枝皮弁に比べ，皮弁のデザインや剝離挙上操作に関しては画一的な部分が多く，本特集のテーマである初心者向きとも考えらえる．

　その他の特徴としては角枝のみを栄養血管とした場合には腓骨皮弁と比べて血管柄を長く確保しやすいため，対側頸部血管への吻合を余儀なくされる場合に有用である．また骨や皮弁配置の自由度は複雑な再建を可能とし，当科では Yamamoto らが V 字型肩甲骨皮弁を筋皮弁または肩甲皮弁との連合皮弁として顎骨再建などに応用してきた[11]．

　移植骨に関して言えば，角枝と骨枝の両方を骨弁に含めた場合には二重の血流供給が可能となり，適切な骨切りと配置を前提とすれば下顎骨，特に血流の面では弯曲部の再建に信頼性が高く[12]，広背筋弁を組み合わせることで術後の瘻孔形成を減らすことができる[13]．しかし腓骨皮弁に比べ採取できる骨の長さと厚さは劣り，例えば下顎体部から下顎枝にかかるような比較的大きな L 字の欠損の再建には不適当とする意見がある[14]．また骨枝で栄養される肩甲骨外側は 1.5～2 cm の厚みがあるが[15]，内側は薄くなるためインプラント植立には不利である．これらの特徴を考慮し，再建を必要とする骨欠損部のサイズや部位によっては肩甲骨皮弁に固執せず，腓骨皮弁とその他の遊離皮弁や大胸筋皮弁との組み合わせによる再建を検討することが望ましく，初心者であれば指導医や他のスタッフと分担して，より簡便な皮弁採取を行うことも検討してよい．

　肩甲骨採取後の機能障害については，大円筋，小円筋は，本来上腕の内旋・外旋に補助的に働くため，切除による障害は軽微であり，日常生活に関する支障はない[14]．また，過去の報告では下角を残す限りは肩の機能に影響を及ぼすほどの障害はほとんど認められなかったと報告されている[16]．

謝　辞

　本稿の執筆に多大なご協力を賜った筑波大学形成外科　関堂　充教授，函館中央病院形成外科　木村　中先生，本田　進先生に深謝いたします．

参考文献

1) Gilbert, A., Teot, L. : The free scapular flap. Plast Reconstr Surg. 69 : 601-604, 1982.
   Summary　肩甲皮弁の原著で下肢再建での有用性を述べている．
2) Swartz, W. M., et al. : The osteocutaneous scapular flap for mandibular and maxillary reconstruction. Plast Reconstr Surg. 77 : 530-545, 1986.
   Summary　肩甲骨皮弁の原著で口蓋や眼窩再建での有用性を述べている．
3) Coleman, J. J. 3rd., et al. : The bipedicled osteocutaneous scapula flap : a new subscapular system free flap. Plast Reconstr Surg. 87 : 682-692, 1991.
   Summary　肩甲骨弁を挙上するための解剖を，肩甲骨に付着する筋群と血管の走行を中心に詳細に記述している．
4) Hamilton, S. G., et al. : The scapular free flap. Br J Plast Surg. 35 : 2-7, 1982.
5) Nassif, T. M., et al. : The parascapular flap : a new cutaneous microsurgical free flap. Plast Reconstr Surg. 69 : 591-600, 1982.
6) Maruyama, Y. : Ascending scapular flap and its use for the treatment of axillary burn scar contracture. Br J Plast Surg. 44 : 97-101, 1991.
   Summary　皮枝上行枝を利用した肩甲皮弁を用いた腋窩瘢痕拘縮の治療について述べている．
7) 館　正弘ほか :【血管柄付遊離骨移植の術式と問題点】Angular branch を茎とする血管柄付肩甲骨移植による下腿再建 : 術式と問題点. 形成外科．

44 : 1005-1012, 2001.
8) 古田 淳ほか：Angular branch を使用した肩甲骨による下顎骨再建の経験．形成外科．35：837-843, 1992.
9) Nishimura, T., et al.：Scapular bone flap harvests of patients in a supine position. Laryngoscope. 114：1130-1132, 2004.
10) Gahhos, F. N., Tross, R. B., Salomon, J. C.：Scapular free-flap dissection made easier. Plast Reconstr Surg. 75：115-118, 1985.
11) Yamamoto, Y., Nohira, K., Yamashita, T., et al.：Combined V figure-shaped scapular osteocutaneous and latissimus dorsi myocutaneous flap for composite mandibular reconstruction. Head Neck. 17：219-225, 1995.
   Summary　V字型肩甲骨弁・広背筋皮弁による下顎再建の手法と成績を報告．
12) 田原真也ほか：【各種血管柄付き骨移植：特徴・適応・手技】肩甲回旋動静脈を茎とする血管柄付き肩甲骨移植．形成外科．51：373-379, 2008.
13) Wilkman, T., et al.：The free scapular flap with latissimus muscle reduces fistulas in mandibular reconstruction. J Plast Reconstr Aesthet Surg. 69：802-808, 2016.
   Summary　広背筋を合わせた肩甲骨皮弁による下顎再建による瘻孔形成防止について述べている．
14) 中塚貴志：Ⅲ-18．血管柄付遊離肩甲骨皮弁移植による下顎の再建．形成外科 ADVANCE SERIES Ⅰ-1 頭頸部再建外科：最近の進歩．波利井清紀監修・編著．p159-164, 克誠堂出版, 2002.
15) Tahara, S., Susuki, T., Kikui, T., Sagara, S.：Mandibular reconstruction with subsequent denture implantation. Br J Plast Surg. 42：344-346, 1989.
16) 春山広記ほか：血管柄付肩甲骨移植後の肩の筋力評価—Cybex Ⅱを用いて—．肩関節．4：182-186, 1990.
   Summary　肩甲骨弁を採取したことによる術後の肩関節の機能の評価を行い，報告している．

◆特集／再建外科で初心者がマスターすべき10皮弁

前外側大腿皮弁の挙上
―解剖と挙上時の注意―

関堂　充*

Key Words：前外側大腿皮弁(anterolateral thigh flap)，筋間穿通枝(septocutaneous perforator)，筋肉内穿通枝(muscle perforator)

Abstract　前外側大腿皮弁は現在遊離，有茎ともに広く用いられている穿通枝皮弁である．比較的大きな皮弁が長い血管茎とともに非露出部より採取可能である．頭頸部再建では術野と離れていることにより遊離皮弁として同時採取も可能なため第一選択となっていることも多い．また強靭な大腿筋膜を含むことにより腹壁再建などにも有用である．細い穿通枝を茎とし，血管解剖に変異が多いため，採取には注意を要する．本稿では皮弁の挙上法および注意点に関して詳述する．

はじめに

前外側大腿皮弁(anterolateral thigh (ALT) flap)は1984年にSongら[1]により最初に報告された穿通枝皮弁である．当初は外側広筋と大腿直筋の間の筋間中隔を通る穿通枝による皮弁とされていた．しかし，穿通枝が筋間に発見できないケースが多く挙上が困難とされ一般化していなかった．

その後，光嶋[2]，木股[3]，青[4]らの解剖学的検索などにより，血管走行が明らかになっている．現在では長い血管茎を持つ比較的大きな皮弁が，非露出部から採取可能であり，特に頭頸部再建では手術部位より離れた部位から採取できるため広く使われるようになっている．

その利点から1990年代前半まで頭頸部再建で多く使われていた遊離前腕皮弁の多くは採取部が露出部であり，また前腕の知覚障害を生ずることなどから本皮弁に置き換えられてきており，頭頸部再建では現在最も多く使われている皮弁である．強靭な大腿筋膜を含むことにより，腹壁再建に使用されたり，また四肢の再建などにも使用されている．その利便性から再建領域では形成外科医が習得すべき重要な皮弁の1つと考えられる．本稿ではその解剖，挙上方法における注意点，実際の臨床例などにつき詳述する．

血管解剖

Songらの当初の報告[1]では本皮弁の穿通枝は大腿深動脈の枝である外側大腿回旋動脈下行枝から分枝し，外側広筋と大腿直筋の間を通る筋間穿通枝であるとされていた．しかし現在では，外側広筋内を通る筋肉内穿通枝の方が多いことがわかっている(図1-a)．諸家により報告が異なるが筋間穿通枝(図1-b ①)を10％程度としているものもあり，手術中に遭遇するほとんどの穿通枝は筋肉内穿通枝(図1-b ②)である．穿通枝には多くの解剖学的変異が報告されている．光嶋ら[2]は穿通枝が外側大腿回旋動脈本幹，深大腿動脈本幹や大腿動脈本幹から分枝するものを報告している．また青[4]は外側大腿回旋動脈下行枝自体が2本存在する例や下行枝自体が欠損する例を報告している．したがって，穿通枝を最初に同定し近位に向かって剝離していくという方法が一般的である．

---

*Mitsuru SEKIDO, 〒305-8575　つくば市天王台1-1-1　筑波大学医学医療系形成外科，教授

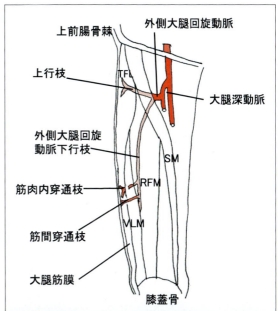

図 1.
a：一般的な血管解剖
　大腿深動脈より分岐した外側大腿回旋動脈の下降枝より穿通枝が分岐する．下行枝は縫工筋(SM)，大腿直筋(RFM)の裏を通り，筋枝を出した後，穿通枝となる．穿通枝は外側広筋(VLM)内(筋肉内穿通枝)または大腿直筋(RFM)と外側広筋(VLM)の間の筋間(筋間穿通枝)を通る．その後大腿筋膜を穿通し，皮膚を栄養する．
b：穿通枝の走行
　血管剝離後の状態を示す．① 筋間穿通枝，② 筋肉内穿通枝．筋肉内穿通枝では外側広筋(VLM)を切断して穿通枝から下行枝(DB)にかけて剝離している．RFM：大腿直筋
c：左大腿におけるマーキングおよび皮膚切開線．破線は外側および内側の筋間中隔．赤×が選択した穿通枝．穿通枝は上前腸骨棘と膝蓋骨外側縁を結んだ中点付近に多い．

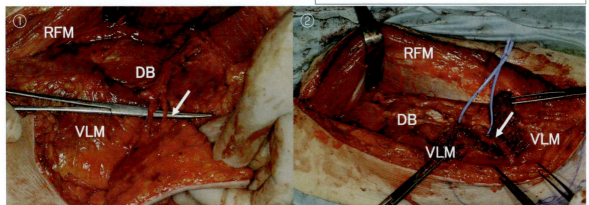

皮弁の採取

1．術前マーキング

　患者を仰臥位にして，膝関節を伸展，足先が真上を向く位置にする．大腿直筋を体表より触知し外側，内側筋間中隔をマークする(図1-c)．大腿直筋は意外と細く，術中の肢位によって皮膚と筋間中隔の位置が容易にずれるので，常に同一体位でのデザイン，手術を心がける．

　次にドプラ血流計，カラードプラなどで穿通枝の位置を同定する．穿通枝は木股らの報告[3]によると大腿外側に数本存在し，膝蓋骨外側縁と上前腸骨棘を結んだ線の中点付近に最も多い．中点を中心に筋間および外側を検索する．ドプラ血流計では血管の走行に沿って聴取することも多いの

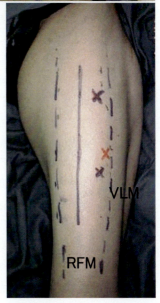

で，最も大きく聴取する点をマークしておく．手術中に穿通枝を確認するまで，あくまでも目安と考えるべきである．カラードプラも有用であるが，検査に時間がかかること，細い穿通枝の皮膚穿通部位が同定しにくいなどの理由で，積極的には行っていない．

実際の皮弁デザインは皮膚切開を行って穿通枝を確認した後に行う．

2．皮膚切開，穿通枝の同定

最初の切開は大腿直筋の直上に 10 cm 程度の長さで長軸方向に行う[6]（図 1-c）．大腿直筋と外側広筋の筋間中隔は意外と内側にあるので，大腿直筋上の正中より内側寄りを切開した方が安全である．大腿直筋筋膜が白くみえてくるので筋膜下まで切開し，大腿直筋筋体を同定する．筋線維が縦方向に走行していることで確認は容易である．筋膜を把持し，筋膜下で外側に向かって剪刀などで剥離し筋間中隔を確認し，穿通枝を検索する（図 2-a）．筋膜上で剥離する方法もあるが，初心者は筋膜下で剥離する方が筋膜に入る穿通枝を確認しやすく安全である．筋間で細い穿通枝しか見つからない場合，穿通枝が確認できない場合にはさらに頭尾側に切開を延長し，外側広筋上でも穿通枝を検索する．径 1 mm 以上の太い穿通枝を見つけるまでは細い穿通枝を血管テープなどで保護しておく．さらに穿通枝が見つからない場合には切開を頭側に延長して大腿筋膜張筋皮弁へと変更する．また同じ切開で大腿直筋上を内側に剥離を進め，内側穿通枝を内側広筋との筋間で検索し，前内側大腿皮弁に変更するのも選択肢の 1 つである．

3．穿通枝・血管茎の剥離

穿通枝の剥離は，ルーペ下での操作が分枝の確認ができ安全である．筋間穿通枝の場合には大腿直筋を内側へ牽引し，穿通枝から大腿直筋への枝を結紮・切断すると外側大腿回旋動脈下行枝への連続が確認でき剥離も容易である．大部分は筋肉内穿通枝であるので，同様に大腿直筋を内側に牽引し，外側広筋との筋間を露出したのち外側大腿回旋動脈下行枝を確認する（図 2-b）．大部分の場合は穿通枝が確認した下行枝に連続するが，筋肉内を頭側に長く走行し合流しない場合もあるので注意が必要である．穿通枝直上の筋体を持ち上げると血管と筋肉の間にある疎性結合織にスペースができるのでマイクロ用モスキートなどを挿入する．筋肉の走行に沿って広めに頭尾側に剥離してスペースを拡大し血管走行を確認する（図 2-c）．穿通枝より表面に出る枝があれば血管クリップなどで処理する．筋肉内穿通枝は急角度で深部に屈曲走行する場合があるので注意する．穿通枝が深く走行し，展開しにくい場合や頭側に走行して剥離範囲が長くなる場合には穿通枝表面の外側広筋筋体をバイポーラなどで切離する．筋体は切離しても運動障害を起こさないとされている[5]．穿通枝が下行枝に合流している，または太い筋肉裏の本幹へ連続していることを確認した後に，穿通枝裏面にマイクロ用モスキートを通し，シリコン製の血管テープなどをかけて牽引する．通す時に抵抗がある部位には後方への筋枝が存在する場合があるので，無理に通さないようにする．血管後方にある枝はみえにくく，傷付けると止血に難渋するが，血管テープを軽く牽引することにより確認，処理がし易くなる（図 2-d）．血管テープをモスキートなどでつまんで荷重をかけると容易に攣縮を起こすため，愛護的に牽引する．穿通枝が細い場合には周囲の筋肉とともに挙上する．初心者は穿通枝の後方，側方に筋体を多めににつけて挙上してもよい．太い分枝は焼灼せず結紮処理を行う．また外側広筋をつけて挙上する場合にも穿通枝が下行枝に合流することを確認してからの方が確実である．分枝の結紮はより太い深側，中枢へ走行する血管を確認したのちに行う．穿通枝から下行枝まで全周性の剥離が終わったら下行枝の剥離に移る．下行枝は薄いシース下に透けてみえるので，血管を損傷しないように血管の横のシースを走行に沿ってモスキート，剪刀などで破って剥離する．下行枝と穿通枝の合流部に裏面から太い枝が入っていることがあるので，下行枝に血管テープを同様にかけて持ち上げ，後方の枝を確認，処理する．下行枝には伴走する運動神経があるので，血管テープなどで牽引し温存する（図 2-e）．下行枝が出たら，あとは必要な分のみ血管茎を中枢に剥離，枝を処理する．深側へ向かう枝や筋肉に向かう枝

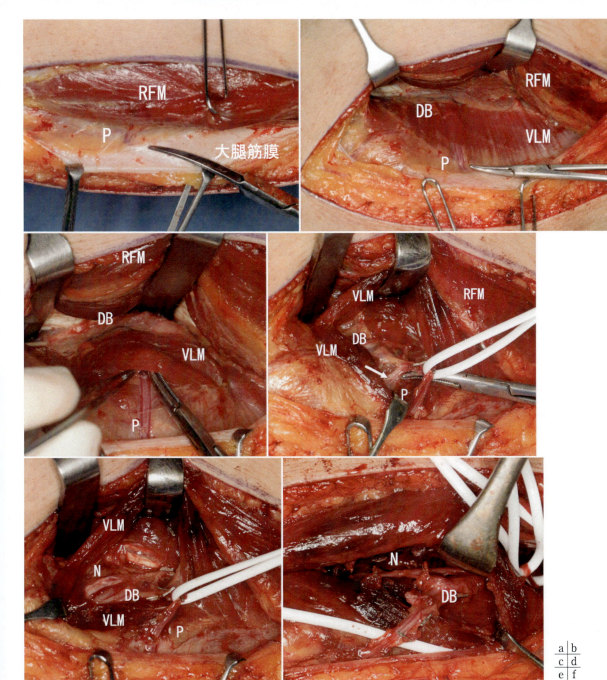

図 2. 穿通枝の剝離(筋肉内穿通枝)

RFM:大腿直筋,VLM:外側広筋,DB:外側大腿回旋動脈下行枝,P:穿通枝,N:神経

a:左大腿にて大腿筋膜切開,大腿筋膜下を外側に剝離.穿通枝(P)を示す.右が頭側
b:大腿直筋(RFM)を内側に牽引し,外側広筋(VLM)との筋間を剝離.外側大腿回旋動脈下行枝(DB)が確認できる.穿通枝は筋肉内穿通枝となっている.
c:筋体を持ち上げ,血管上にできたスペースにマイクロ用モスキートを挿入.筋線維に沿って頭尾側にスペースを作り血管走行を確認
d:穿通枝裏面に通した血管テープを牽引し,裏面にある筋への分枝(矢印)を露出し結紮処理
e:筋肉への枝を処理すると下行枝,神経(N)が明らかになる.
f:血管茎剝離終了時.下行枝末梢を切断し,血管茎剝離を終了する.神経は温存されている.

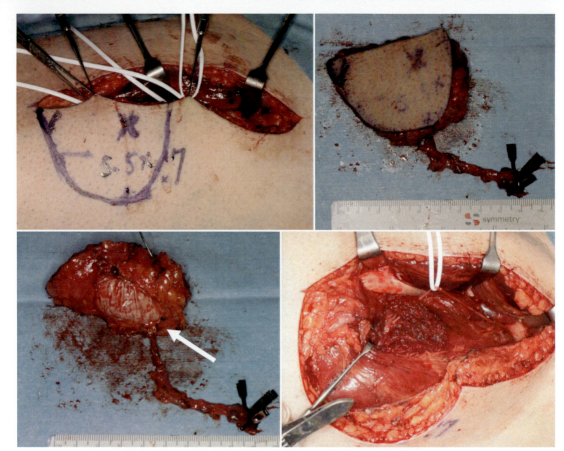

図 3. 皮弁デザイン，採取
a：穿通枝剝離終了後に皮弁をデザイン．×は穿通枝の位置
b：採取された皮弁（表）
c：採取された皮弁（裏）．矢印は穿通部位．穿通枝周囲の大腿筋膜をつけて採取している．
d：採取部欠損．血管テープは温存された神経採取部は8cm程度まで単純閉創可能である．

など多くの枝を出すので，丁寧に結紮，剝離する．血管茎剝離は大腿直筋への血流を維持するため大腿直筋枝より末梢までの剝離とするが，より長い血管茎が必要であれば大腿直筋への枝は結紮する．結紮による大腿直筋壊死が報告されているが，我々は大腿直筋の全周性の剝離を行わず周囲からの血流を温存しており，壊死は経験していない．下行枝と上行枝の分岐部までは血管茎の剝離が可能である．血管茎の基部では吻合に備えて動脈と静脈を剝離しておく．ほとんどの場合においては動脈1本，静脈2本のことが多い．穿通枝流入部より末梢の下行枝を結紮し，血管剝離を終了する（図2-f）．筋体を別に付着させる場合には下行枝末梢は温存し，筋肉を採取する．

4．皮弁採取，閉創

剝離が終了した時点で，穿通枝が入るように，また必要な血管茎の長さを得るよう皮弁を再度デザインし直す（図3-a）．穿通枝の位置により血管柄の長さを調整することが可能である．穿通枝が筋膜に入る部位の後方も剝離しておく．デザインに従って皮膚を切開し，皮弁を挙上する．この時，穿通枝を確実に入れるように注意する．また，穿通部位以外の大腿筋膜は筋膜を使用する時以外は不要であるので，穿通枝近くまでは大腿筋膜上を剝離し，穿通枝周囲の筋膜のみをつけることにより採取後筋膜を単純縫縮することも可能である．

血管を切断する前に，皮弁の血流を確認する．静脈が2本ある場合，1本にしか還流しない場合があるので，ルーペ下でpatency testなどを行って，

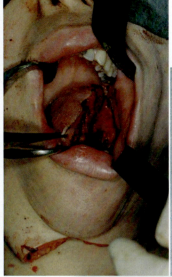
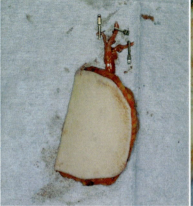
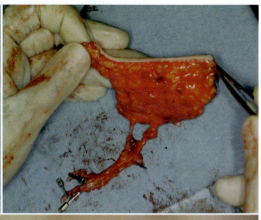
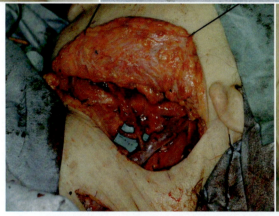
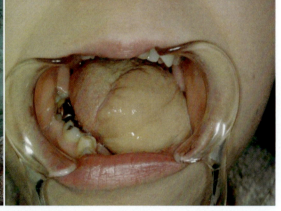

図 4. 症例 1：43 歳，女性．左舌癌（T2N0）
 a：舌半切，左保存的頸部郭清後欠損　　b：左大腿より 5×8 cm の前外側大腿皮弁を採取
 c：2 本の穿通枝で栄養　　　　　　　　　d：左上甲状腺動脈，内頸静脈と血管吻合
 e：術後 1 年

還流静脈を確認しておく．うっ血を避けるため血管茎は動脈を先に切断し皮弁を採取する（図 3-b, c）．

採取部には陰圧式ドレーンを挿入し，可能であれば筋膜を縫合し閉創する．皮膚欠損は 8 cm 程度の幅までは単純閉創が可能である（図 3-d）．

皮弁の使用法

本皮弁は有茎，遊離で用いることが可能である．遊離では入る穿通枝を 2 本とすると穿通枝ごとに 2 皮島にすることが可能である．また外側広筋をつけて死腔充填などに用いたり，外側大腿回旋動脈下行枝の末梢に他の遊離皮弁を吻合することも可能である．遊離では主に頭頸部再建や四肢の再建に用いられる．有茎では臍上まで容易に届き，強靱な大腿筋膜をもつことにより，腹壁再建に用いられる．

症　例

症例 1：43 歳，女性．左舌癌（T2N0）

Pull-through にて左舌半切，左頸部保存的郭清が行われた（図 4）．生じた欠損に対し，左大腿より 5×8 cm の筋肉内穿通枝 2 本で栄養される遊離前外側大腿皮弁を採取した．顕微鏡下で左上甲状腺動脈，内頸静脈と血管吻合を行った．皮弁採取部は単純閉創可能であった．術後経過は順調で皮弁は全生着した．術後 1 年，常食摂取可能である．

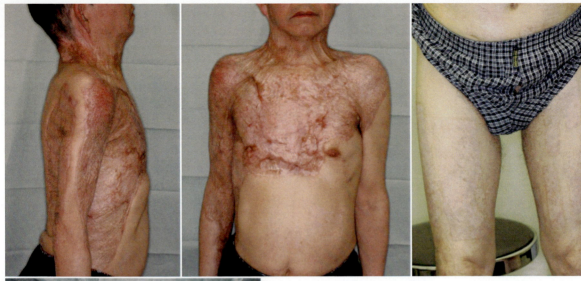
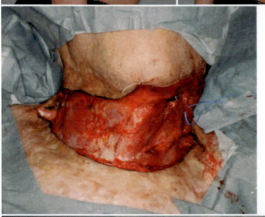
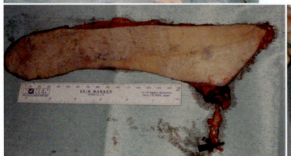
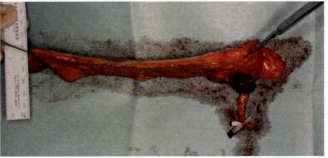

図 5-a～f．症例 2：61 歳，男性．頸部瘢痕拘縮
a，b：術前
c：両側大腿に分層植皮採皮瘢痕を認める．
d：拘縮切開後，幅 6 cm の皮膚欠損
e：左大腿採皮部より採取した 7×26 cm の皮弁
f：皮弁には筋体を少量付着させた．

症例 2：61 歳，男性
　自殺企図による熱傷後，両側大腿より頸部への分層植皮後に拘縮を生じた（図 5）．瘢痕切開にて頸部の拘縮を解除すると幅 6 cm の欠損を生じた．左大腿採皮創より 7×26 cm の遊離前外側大腿皮弁を採取，欠損に移行した．左上甲状腺動脈，左外頸静脈と顕微鏡下で端々吻合し皮弁周囲に Z 形成術を追加した．採取部は単純閉鎖可能であった．皮弁は生着し，術後 3 年，頸部の拘縮は解除されている．

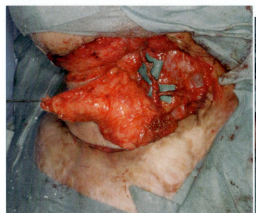
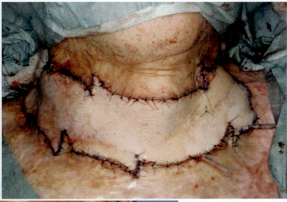
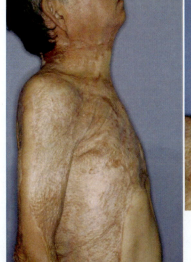
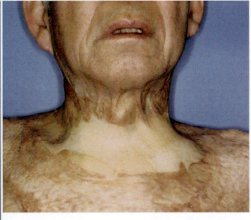

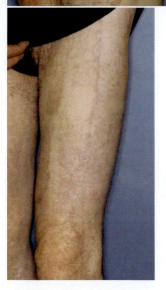

図 5-g〜k.
症例 2：61 歳，男性．頸部瘢痕拘縮
　g：左上甲状腺動脈，外頸静脈と血管吻合
　h：術直後．辺縁に Z 形成を追加
　i，j：術後 3 年．頸部の拘縮は解除されている．
　k：左大腿採取部

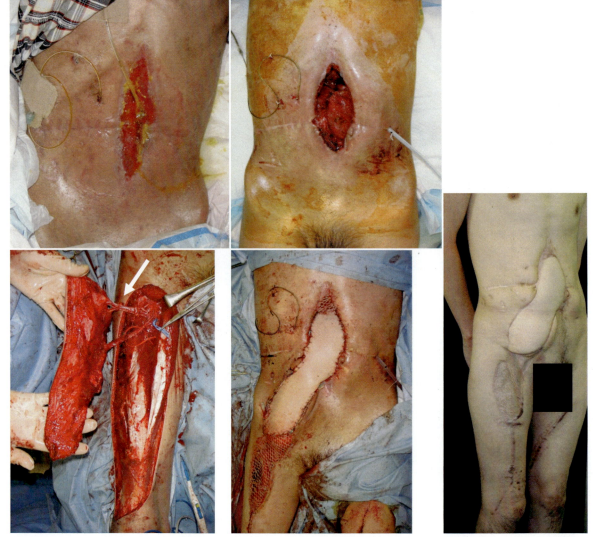

図 6. 症例 3：29 歳，男性．難治性腹壁潰瘍・欠損
a：術前
b：デブリドマン，腸瘻作成後．16×6 cm の腹壁全層欠損を生じた．
c：大腿筋膜をつけて 7×30 cm の皮弁を挙上した．筋肉内穿通枝と外側大腿回旋動
脈上行枝（矢印）をつけて大腿筋膜張筋皮弁との連合皮弁とした．
d：有茎で臍上の欠損まで緊張なく届き，筋膜を用いて腹壁を再建した．採取部には
血管の緊張を避けるため植皮した．
e：術後 1 年．ヘルニアは認めない．

a	b	
c	d	e

症例 3：29 歳，男性．難治性腹壁潰瘍・欠損
十二指腸穿孔術後に腹膜炎にて開腹後に創哆開，外科にて閉創するも再哆開，腹壁欠損となった（図 6）．
デブリドマン後，腸瘻を作成し 16×6 cm の腹壁全層欠損を生じた．大腿筋膜を広めにつけて 7×30 cm の皮弁を挙上した．筋肉内穿通枝と外側大腿回旋動脈上行枝をつけて大腿筋膜張筋皮弁との連合皮弁として挙上した．皮弁を縫工筋の内側を通し欠損部に移動した．臍上の欠損まで皮弁は緊張なく届き，筋膜を用いて腹壁を再建した．採取部を単純閉創すると血管茎に緊張がかかるため，採取部には分層植皮を行った．皮弁は全生着し，術後 1 年にてヘルニアは認めない．

まとめ

前外側大腿皮弁の挙上法，および注意すべき点に関して記載した．本皮弁は血管解剖と穿通枝の剝離に注意を要するが，非常に有用であり，形成外科医が取得すべき皮弁と考えられる．

参考文献

1) Song, Y. G., Chen, G. Z., Song, Y. L. : The free thigh flap : a new free flap concept based on the septocutaneous artery. Br J Plast Surg. 37 : 149-159, 1984.
   Summary　本皮弁の最初の報告．
2) 光嶋　勲，添田周吾，福田廣志ほか：遊離前外側大腿皮弁または前内側大腿皮—その解剖学的考察と臨床応用について—. 形成外科. 32 : 3-9, 1989.
   Summary　前外側大腿皮弁の血管解剖の最初の詳細な報告．
3) Kimata, Y., Uchiyama, K., Ebihara, S., et al. : Anatomic variations and technical problems of the anterolateral thigh flap : A report of 74 cases. Plast Reconstr Surg. 102 : 1517-1523, 1998.
   Summary　穿通枝の分布に関する報告．
4) 青　雅一：外側大腿回旋動脈系および皮膚穿通枝の解剖学的変異. 日本マイクロ会誌. 15 : 155-163, 2002.
   Summary　下行枝の走行の変異，解剖学的分類の報告．
5) Kimata, Y., Uchiyama, K., Ebihara, S., et al. : Anterolateral thigh flap donor-site complications and morbidity. Plast Reconstr Surg. 106 : 583-589, 2000.
   Summary　採取部合併症の報告．
6) 木股敬裕：【前外側大腿皮弁の徹底討論】私の前外側大腿皮弁挙上法. 形成外科. 48 : 1093-1098, 2005.

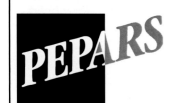

◆特集/再建外科で初心者がマスターすべき 10 皮弁
鼠径皮弁の基礎と応用

田中　克己*

Key Words：再建外科（reconstructive surgery），鼠径皮弁（groin flap），浅腸骨回旋動脈（superficial circumflex iliac artery），有茎皮弁（pedicled flap），遊離皮弁（free flap），薄層化（thinning）

Abstract　鼠径皮弁は 1970 年代に臨床応用された皮弁のひとつである．安定した血行に加えて，皮膚の柔軟性や皮弁の採取部が下着に隠れるなどの利点がある．その一方，細い血管径，短い血管茎，皮弁の厚み，さらには他の穿通枝皮弁の開発などの理由で，当初に比べて使用する機会がやや減少している感がある．現在，遊離皮弁だけでなく，手指の領域では，有茎皮弁としての適用されることも多く，本皮弁には高い有用性があると考えている．再建外科の入門において，本皮弁の解剖を熟知し，繊細な手術手技を用いることで，初心者にとっても使用しやすいものになると考えられる．

はじめに

鼠径皮弁は 1972 年の McGregor ら[1]の報告に始まり，Daniel ら[2]，波利井ら[3)4)]により遊離皮弁として使用され，現在に至る．本皮弁は最初に臨床使用された遊離皮弁であり[2)4)]，様々な皮弁が開発されている中，未だにその有用性は高く，多くの再建に適応されている．細い血管径，短い血管茎，皮弁の皮下脂肪が厚いなどの問題点があるものの，皮膚の柔軟性が高く，また，採取部が下着に隠れるなどの利点があるため，適応症例を選ぶことで本皮弁の価値が高まると考えている．

本稿では，初心者が鼠径皮弁を用いて再建手術に臨む際に，安全で良好な結果が得られるための方法について述べる．

血管解剖

本皮弁の栄養血管は浅腸骨回旋動脈（superficial circumflex iliac artery；SCIA）である（図 1）．一般的に鼠径靱帯の 1～2 cm 尾側で大腿動脈から分岐するが，浅下腹壁動脈（superficial epigastric artery；SEA）と共通幹を形成するタイプや SCIA と SEA がそれぞれ直接分岐するタイプなど，多くのバリエーションが認められる．還流静脈は SCIA の伴走静脈と皮静脈の浅腸骨回旋静脈（superficial circumflex iliac vein；SCIV）の両者からなる．

SCIA は縫工筋の内側縁で浅枝と深枝に分かれる．浅枝は皮下脂肪織内を上前腸骨棘に向かい，深枝は縫工筋に栄養血管を分枝した後，縫工筋の筋膜下を走向し，大腿外側に分布する．

還流静脈のうち伴走静脈は SCIA と近位に走向し，大腿動脈の深部を通過し，大腿静脈に流入する．SCIV は鼠径靱帯の尾側で大伏在静脈または副伏在静脈に流入する．一般に SCIV の方が SCIA の伴走静脈より太く，血管の長さも長く，自由度も高いため，使用しやすい．

---

* Katsumi TANAKA，〒852-8501　長崎市坂本 1-7-1　長崎大学医学部形成外科，教授

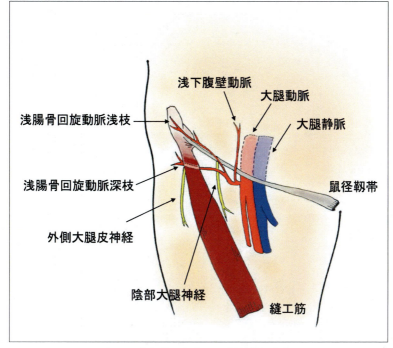

図 1. 鼠径部の解剖および血管の走向

基本的な挙上法

有茎皮弁として使用する場合には，血管周囲の操作が不要であるものの，基本的な皮弁操作は同一であるため，ここでは遊離皮弁の場合を中心に説明する．

1．皮弁の作図と挙上

前述の血管解剖に従い，あらかじめ超音波ドップラーを用いて SCIA の走向を確認しておく．皮弁の長軸を恥骨結合と上前腸骨棘を結ぶ，鼠径靱帯の延長線に置く．皮弁の長さは，血管茎から外側に 25 cm 程度が安全に挙上できる範囲と考えている．内側方向には数 cm 程度の範囲は問題ないが，それ以上は皮弁の血流が不安定であるため注意を要する．

皮弁の挙上には，原則としてルーペを用いる．頭側および外側から深筋膜上および外腹斜筋の筋膜上で剝離を進める．頭側が上前腸骨棘まで，外側が縫工筋外側縁まで，内側が鼠径靱帯までの範囲では，メス，剪刀，電気メスのいずれを用いてもよい．次いで縫工筋の筋膜下に内側へ剝離を進め，SCIA の深枝を確認する．深枝から分枝している縫工筋への筋枝を切断し，鼠径靱帯に沿って剝離を進める．血管周囲では丁寧な剝離操作が必要なため，マイクロ用モスキートや剪刀による atraumatic な操作とバイポーラーによる丁寧な止血を行うことが重要である．ここで頭側および内側からの剝離層と一致させ，そのまま内側に剝離を進めることで，大腿動静脈と SCIA および伴走静脈の分岐部を確認できる（図 2-a～d）．

SCIV は皮弁内側から浅筋膜下に剝離を進めると大伏在静脈あるいは副伏在静脈への流入が確認できる．原則として，静脈は伴走静脈と SCIV の両者を吻合するのが望ましいと考えている．どちらが皮弁の還流に優位であるのか不明なこともあるため，伴走静脈と SCIV を交互にクランプすることで，皮弁の静脈還流の状態を確認し，最終的に吻合する静脈を決定するのが安全と考えている．

外側大腿皮神経は一般に SCIA が浅枝と深枝に分岐するところで交叉することが多いので，この付近の操作の際には注意が必要である．一方，陰部大腿神経は縫工筋の内側を SCIA よりも浅層を走向するため，皮弁挙上時にほぼ全例で切離する

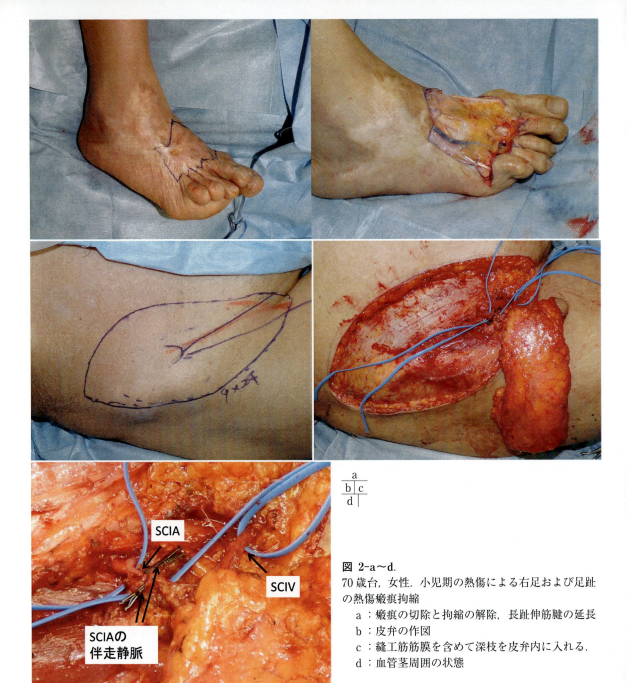

図 2-a〜d.
70歳台，女性．小児期の熱傷による右足および足趾の熱傷瘢痕拘縮
　a：瘢痕の切除と拘縮の解除，長趾伸筋腱の延長
　b：皮弁の作図
　c：縫工筋筋膜を含めて深枝を皮弁内に入れる．
　d：血管茎周囲の状態

ことになるが，感覚低下に関しての問題点は少ないため神経への対応は行わない．

皮弁を移植床に縫着する前に皮弁内の脂肪量の調整を行うが，詳細は後述する(図 2-e〜g)．

皮弁採取部は閉鎖式持続吸引ドレーンを留置し，縫合閉鎖する．幅 8〜10 cm 程度は縫縮可能であるが，それ以上の場合には遊離植皮が必要と

なることもある．また，痩せた患者では上前腸骨棘周囲に死腔ができることもあり，術後の血腫形成には注意が必要である．

2．皮弁の挙上時のコツ

SCIA および SEA の分岐に関して，これまで多くの報告があるが[4)〜6)]，どの報告においても SCIA および SEA のいずれか，あるいはその両

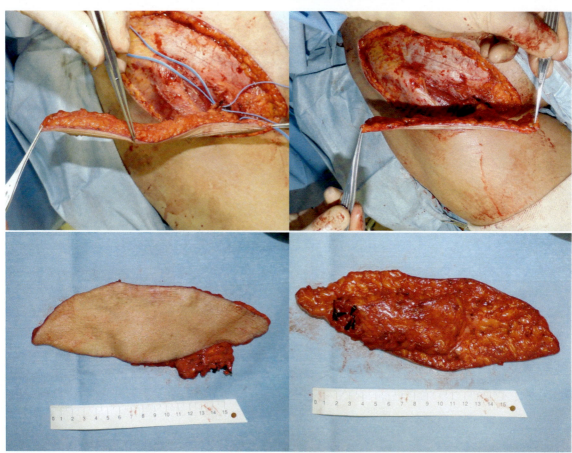

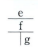

図 2-e〜g.
70 歳台，女性．小児期の熱傷による右足および足趾の熱傷瘢痕拘縮
　e：栄養血管の切離前の thinning
　f：皮弁の切離
　g：皮弁を縫着し，SCIA を後脛骨動脈に端側吻合して，SCIA の伴走静脈および SCIV を後脛骨動脈の伴走静脈にそれぞれ端々吻合を行う．

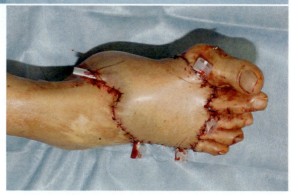

者が皮弁には含まれている．このように栄養血管には多様性があるものの，全例に存在していると考えられるため皮弁内に確実に含めることで安定した血流が得られる．

　SCIA あるいは SEA の径は 1.0〜1.5 mm 程度と比較的細いものの現在の手術器具，顕微鏡，手術手技などを考えると移植床血管の状態に問題がなければ血管吻合は安全に行うことができる．四肢への移植では，移植床の動脈と端側吻合を行うことが多いため，口径差に関する対応は問題とならない．

　血管茎の延長に関しては，Acland[7]らの free iliac flap の報告があるものの，皮弁血流が不安定になりやすいため適応は少ないと考えられる．

有茎皮弁と遊離皮弁

1．有茎皮弁

　有茎皮弁の場合には，栄養血管を完全に同定し

たり，露出する必要はない．皮弁挙上法は後述するが，有茎皮弁では血管茎の周囲の剥離に応じて自由度が変化する．

下腹部，会陰部や陰茎・陰嚢部に使用する時には，血管茎の近傍の皮膚を全周性に切開し，血管茎の圧迫が加わらないような状態とすることで，皮弁の捻じれが少なくなり，自由度も高まる．手指など上肢への適用では遠隔皮弁となるが，皮下脂肪量の調節により整容面への配慮も可能で，症例によっては皮下血管網を残す程度までの薄層化（thinning）も可能である．

2．遊離皮弁

通常の遊離鼠径皮弁としての適用以外に，再建の目的に応じて，thinning や真皮・脂肪弁，あるいは死腔の充填などに対して使用される．深枝からの分枝を利用することで縫工筋も同時に移植可能である[8)9)]．頭頸部再建では，頸部に死腔が存在するため，皮弁の近位側を脱上皮し，同時に死腔充填に使用する．この方法により血管茎の短さは大きな問題にはならない[8)9)]．一方，移植床の組織欠損が大きくない場合には，血管茎周囲の皮下組織が血管吻合部を圧迫したり，皮膚の膨隆につながることから，ある程度の thinning が必要になると考えている．しかし，すべての症例で必ずしも安全にできるとは限らないため，症例に応じて二次修正術としての対応も考慮する．皮弁のthinning には経験や注意が必要であり，次の項で詳述する．

皮弁の thinning

本皮弁は皮弁近位側の皮下脂肪量が比較的多い（図 3-a）．そのため薄い皮弁が必要な場合には皮下脂肪量の調節が必要となる．

我々は前述の方法通りに皮弁を挙上し（図 3-b），その後 thinning を行っている[9)~11)]．皮弁挙上後に栄養血管を切離する前に血管茎の周囲を除いて不要な皮下脂肪を切除する．この時点では深枝と浅枝は温存している．その後，深枝に血管クリップをかけて，浅枝だけで皮弁全体の血流が良好なことを確認する（図 3-c）．深枝をクランプした際に皮弁，特に辺縁の血流が低下するような場合には，thinning の際に深枝の切除を行うと皮弁の壊死につながるため，無理な thinning は行わない．その後，血管クリップを解除し，血流再開後に SCIA・伴走静脈および SCIV を切断し，皮弁を切り離す．

次いで，皮弁切離とともに顕微鏡下に SCIA 周囲のリンパ節および皮下脂肪を切除する．これにより近位側の thinning とともに栄養血管の自由度が高まる．皮弁の thinning が不十分な場合には，深枝を切断し，浅枝のみの血行での皮弁作成を行う（図 3-d）．しかし，浅枝のみの血行で不安定な場合には無理をせず，深枝と浅枝の間の皮下脂肪の切除にとどめる（図 3-e）．顕微鏡下の剝離操作は数十分程度の時間を要するが，この間に採取部の閉鎖を行う．

栄養血管周囲の thinning では，鼠径部の外傷・手術の既往例や広範囲熱傷例などのような長期間，鼠径部から中心静脈ルートを挿入されていた症例では，血管茎やリンパ節周囲に高度の瘢痕が認められるため，無理な操作を行うと，血管の損傷につながるので注意が必要である．

本稿では，皮弁挙上後に thinning する方法を述べているが，Kimura ら[12)]は皮弁挙上時に顕微鏡下に浅枝と深枝を剝離する Microdissection 法を報告している．栄養血管の拍動を確認しながら，thinning を行うことができるため有用な方法と考えられる．剝離操作に経験が必要で，皮弁と栄養血管との自由度が限られるため，やや熟練した手技が必要と思われる．

薄層皮弁の血行確認は一般の皮弁と同様に皮弁の色調，超音波ドップラーなどを使用するが，うっ血に比べて阻血の発見が遅れがちになるため注意が必要である．皮弁全体を thinning した場合には，pin prick test による出血の確認も重要となる．

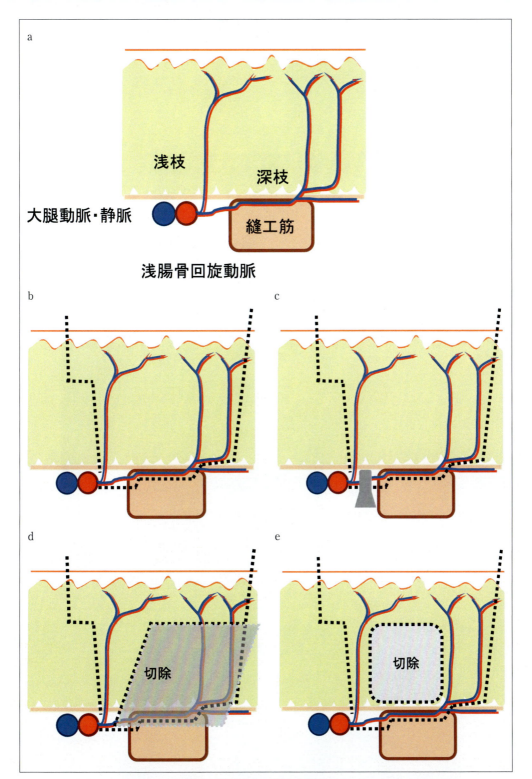

図 3. 鼠径皮弁の挙上と thinning
a：鼠径皮弁の血管茎付近の断面図
b：鼠径皮弁の挙上．点線の範囲が皮弁の挙上部分を示している．
c：鼠径皮弁の thinning ①．浅腸骨回旋動脈深枝に血管クリップをかける．
d：鼠径皮弁の thinning ②．皮弁の辺縁まで浅枝からの血流があることを確認し，thinning を行う．
e：鼠径皮弁の thinning ③．浅枝からの血流では不十分な場合には，浅枝と深枝を残した状態での thinning を行う．

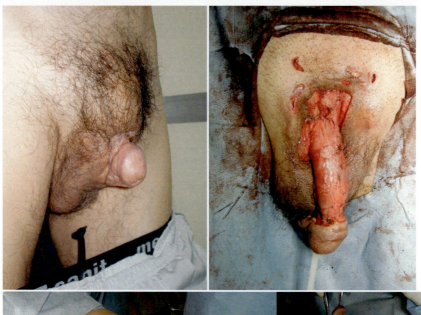
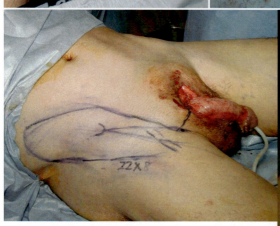
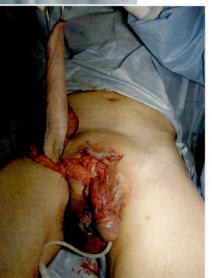
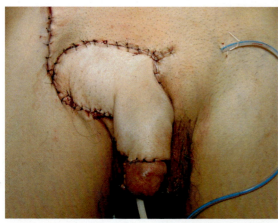
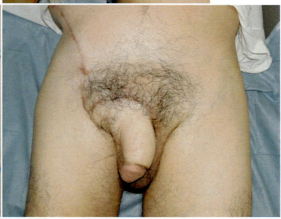

図4. 症例1：60歳台，男性．陰茎・陰嚢内異物
 a：術前
 b：異物を含めて皮膚・皮下組織を切除
 c：鼠径皮弁の作図と挙上
 d：皮弁を挙上・切離したところ
 e：皮弁の縫合直後．皮弁採取部は縫縮した．
 f：術後1年

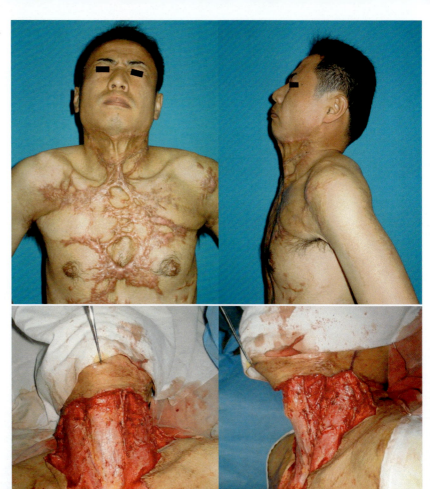

図 5-a, b.
例 2：30 歳台，男性．頸部熱傷瘢痕拘縮
　a：術前
　b：瘢痕切除および瘢痕拘縮解除後

症　例

症例 1：60 歳台，男性．陰茎・陰嚢内異物

20 歳頃に自分で陰茎および陰嚢内にワックス様の異物を注入した．その後，異物反応が生じたが，放置していた．50 歳台になり，陰茎に潰瘍が生じるようになった．当科受診時には，陰茎には潰瘍と瘢痕拘縮が認められた．

異物は皮膚および皮下組織と高度に癒着していたため，手術時には一塊に切除された．その後，右側から有茎鼠径皮弁による被覆を行った．術後経過は良好で，排尿にも問題を認めない．

症例 2：30 歳台，男性．頸部熱傷瘢痕拘縮

広範囲熱傷を受傷後，近医に搬送され，治療が行われた．その後，同施設で頸部の熱傷瘢痕拘縮に対して右鼠径部からの遊離植皮術が施行された．しかし，運動制限が強く，日常生活にも支障をきたしたため当院を受診した．

頸部は全方向に運動制限を認めたため，遊離鼠径皮弁による再建を行った．

前医での植皮部はオトガイ下部に残し，瘢痕は広頸筋を含めてすべて切除した．13×27 cm の皮弁を挙上し，挙上後 thinning を行い，血管吻合は SCIA と上甲状腺動脈，SEA と顔面静脈，SCIA

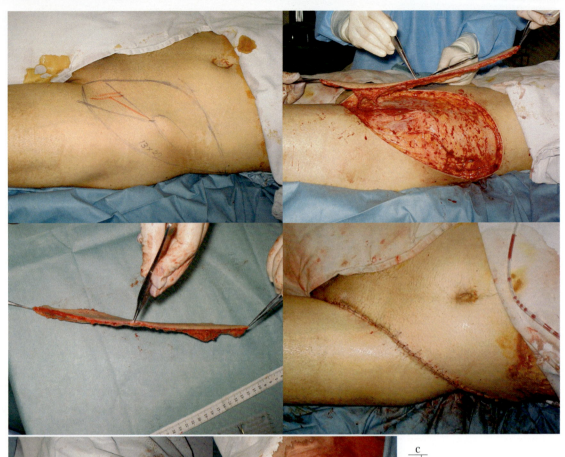
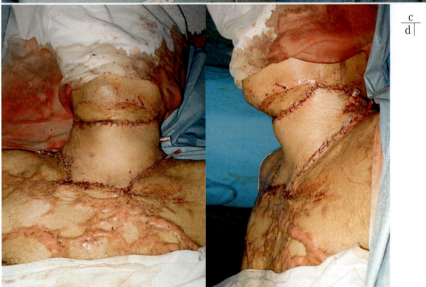

図 5-c, d. 症例 2：30 歳台, 男性. 頸部熱傷瘢痕拘縮
c：鼠径皮弁の作図, 皮弁挙上, 皮弁の thinning, 皮弁採取部の閉鎖
d：皮弁の移植直後

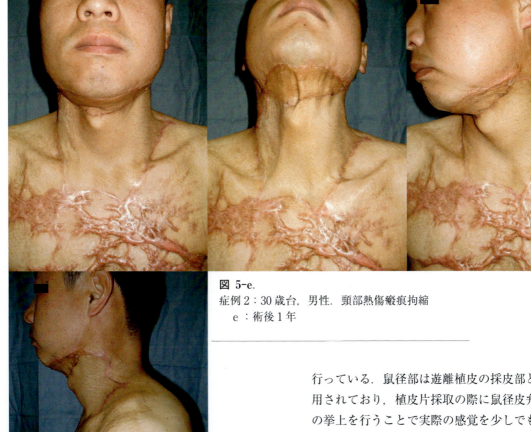

図 5-e.
症例 2：30 歳台，男性．頸部熱傷瘢痕拘縮
　e：術後 1 年

の伴走静脈と上甲状腺静脈，SCIV と総顔面静脈をそれぞれ吻合した．

術後経過は良好で運動制限を認めず，整容的にも良好である（図 5）．

初心者がマスターするための取り組み

鼠径皮弁の問題点は細い血管径，短い血管茎，および血管の解剖学的変異が比較的多いため挙上に際して，やや注意が必要となる．

血管吻合のトラブルによる皮弁壊死が最大の合併症であるが，血管解剖に習熟し，丁寧な皮弁の挙上操作を行うことで合併症を回避できる．皮弁挙上のトレーニングとして，我々は次の方法を行っている．鼠径部は遊離植皮の採皮部として頻用されており，植皮片採取の際に鼠径皮弁としての挙上を行うことで実際の感覚を少しでも体験することができる．

まとめ

鼠径皮弁は皮弁採取部の犠牲が少ない皮弁であるが，細い血管径，短い血管茎，皮下脂肪の厚さなどの点で，やや使用に制限がみられていた．しかし，種々の方法で皮弁の thinning が安全・確実に行われることにより，現在でも有用な皮弁として使用されている．初心者もマスターすべき皮弁として各種再建に使用してもらうことを期待する．

参考文献

1) McGregor, I. A., et al.：The groin flap. Br J Plast Surg. 25：3-16, 1972.
   Summary　鼠径皮弁の最初の報告．
2) Daniel, R. K., et al.：Distant transfer of an island flap by microvascular anastomoses. A clinical technique. Plast Recontsr Surg. 52：111-117, 1973.
   Summary　遊離鼠径皮弁の最初の報告であり，必読の文献．
3) 波利井清紀ほか：Microvascular surgery の組織移植への応用―Free groin flap を中心として―．臨床外科．29：635-640, 1974.

4) Harii, K., et al.：Free groin skin flaps. Br J Plast Surg. 28：225-237, 1975.
　Summary　遊離鼠径皮弁の臨床報告例で皮弁の血管系や手術手技について詳述されており，必読の文献．
5) 村上隆一ほか：遊離鼠径皮弁の適応と限界．日本マイクロ会誌．18：317-327，2005.
　Summary　SCIA の血管の分岐に関して詳述している．
6) Taylor, G. I., et al.：The anatomy of several free flap donor sites. Plast Reconstr Surg. 61：494-506, 1978.
7) Acland, R. D.：The free iliac flap：a lateral modification of the free groin flap. Plast Reconstr Surg. 64：30-36, 1879.
8) Murakami, R., et al.：Free groin flap for reconstruction of the tongue and oral floor. J Reconstr Microsurg. 14：49-55, 1998.
9) 田中克己ほか：遊離鼠径皮弁の適応と限界．日本マイクロ会誌．18：317-327，2002.
10) Murakami, R., et al.：Versatility of the thin groin flap. Microsurgry. 17：41-47, 1996.
　Summary　遊離鼠径皮弁の thinning について詳述している．
11) 田中克己ほか：【いかに皮弁をきれいに仕上げるか―私の工夫―】鼠径皮弁をきれいに仕上げる．PEPARS. 64：55-65，2012.
12) Kimura, N., et al.：Free microdissected thin groin flap design with an extended vascular pedicle. Plast Recosntr Surg. 117：986-992, 2006.

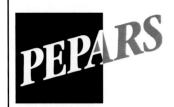

◆特集／再建外科で初心者がマスターすべき10皮弁

腓骨皮弁
―皮弁挙上の注意と皮弁バリエーション―

東野琢也[*1] 櫻庭 実[*2]

Key Words：再建手術(reconstructive microsurgery)，血管柄付き骨移植(free vascularized bone graft)，腓骨皮弁(free vascularized fibular graft)，血管柄付き腓骨頭移植(free vascularized fibular head graft transfer)，血管柄付き腓腹神経移植(free vascularized sural nerve graft transfer)，腓骨動静脈(peroneal vessels)

Abstract　腓骨皮弁は最も一般的に使用される血管柄付き骨移植の材料となる皮弁で，強度のある直線状の長い骨を血流のある状態で移植することができる非常に有用な方法である．腓骨皮弁の血管茎は腓骨動静脈で，長い血管茎を得ることができ，また，信頼性の高い大きな皮島を採取可能である．骨弁は，大人の場合，通常20～25 cmの長さを採取できる．本稿では，腓骨皮弁の挙上の実際について，適応や術前検査を含む術前の準備，術中のセッティングから皮島の挙上，骨弁の挙上，閉創までの手順，皮弁採取部の術後管理について，合併症を予防し信頼性の高い皮弁を採取するために注意する点を押さえながら，当院で行っている方法について述べた．また，血管柄付き腓骨頭移植や血管柄付き腓腹神経移植など腓骨皮弁のバリエーションについて紹介した．

はじめに

腓骨皮弁は最も一般的に使用される血管柄付き骨移植の材料となる皮弁のうちの1つで，強度のある長い骨を血流のある状態で移植することができ，頭頸部再建や四肢再建，その他体幹の再建にも用いられる非常に有用な皮弁である[1)2)]．腓骨皮弁の血管茎は腓骨動静脈で，骨を採取する位置を工夫することで長い血管茎を得ることができ，また，腓骨動脈の皮膚穿通枝を利用して10×20 cm以上の大きな皮島を採取可能である．骨弁は，大人の場合，通常20～25 cmの長さを採取でき，複数部位で骨切りを行っても各骨片の血流は良好で加工しやすい．本稿では，腓骨皮弁挙上の実際について皮弁挙上時の注意点を押さえながら当院で行っている方法について述べる．また，腓骨皮弁のバリエーションについても紹介する．

腓骨皮弁の挙上の実際

1．術前の準備

腓骨皮弁は採取部の犠牲が比較的少ない皮弁とみなされているが，下腿の骨とともに下腿動脈の主要3系統のうちの1系統を採取することになるため，侵襲は決して少ないとは言えない．合併症を回避するために慎重な症例の選択が肝要である．

A．適　応

高齢者では，術後の離床が進まない場合，全身または局所合併症に直結するため，適応は慎重に検討する．当院では，特に80歳以上の患者の再建手術では他の皮弁を選択するようにしている．病歴を聴取して，下肢に疾患や外傷，手術の既往がないかを確認する．下肢の血行に影響を与える既往症がある場合は，無理せず他の皮弁を選択する．

B．術前検査

術前に造影CTや血管造影検査は行っていないが，手術前日にカラードップラー法を用いた超音

[*1] Takuya HIGASHINO，〒277-8577　柏市柏の葉6-5-1　国立がん研究センター東病院形成外科，医長
[*2] Minoru SAKURABA，〒020-8505　盛岡市内丸19-1　岩手医科大学医学部形成外科，教授

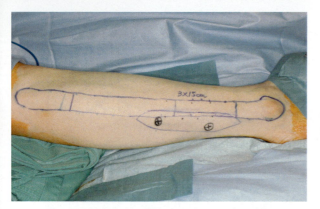

図 1. 腓骨皮弁(右下腿)のデザイン. 左が頭側

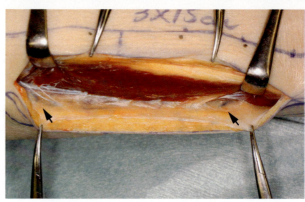

図 2. 短腓骨筋とヒラメ筋の筋間で腹側から皮膚穿通枝を確認したところ. 矢印:皮膚穿通枝

波検査で皮島を栄養する皮膚穿通枝の走行を確認している.腓骨皮弁の皮膚穿通枝は腓骨の尾側 1/2～1/3 で短腓骨筋とヒラメ筋の間を通って腓骨後縁付近で下腿外側の皮膚に到達することが多く,術前に穿通枝の位置を把握していなくても腓骨皮弁を挙上することは可能である[3]. しかし時折,下腿尾側に皮膚穿通枝が存在しなかったり,複数ある穿通枝がいずれも腓骨動脈に合流せずにヒラメ筋内を頭側に走行したりする(musculocutaneous type)症例が存在する. 穿通枝が musculocutaneous type で皮島が必要な場合は,皮島はその穿通枝を栄養血管として腓骨弁とは別の皮弁として挙上することになるが,musculocutaneous type の穿通枝はヒラメ筋内で枝を多数分岐して剥離が煩雑になる. 超音波検査では,どの位置に何本皮膚穿通枝があり,それぞれ musculocutaneous type の穿通枝なのか,腓骨動脈から筋間中隔を通って皮膚に到達する septocutaneous type の穿通枝なのかが容易に確認できるため,皮島の穿通枝が musculocutaneous type のものしかない症例の場合,あらかじめ穿通枝の走行などを把握することが可能で手術時間の短縮につながる. また,腓骨皮弁の皮島は採取せずに腓骨弁として挙上し,前外側大腿皮弁などの他の皮弁を double flap として挙上することも術前に選択肢として検討でき,術前の超音波検査は非常に有用である.

2．挙上の実際

A．セッティング

全身麻酔下に,腓骨皮弁採取側の殿部に枕を入れ,大腿部にターニケットを装着する. 術前に確認しておいた下腿外側の皮膚穿通枝を皮島に含むように皮弁をデザインする(図1). エスマルヒは使用せずに下肢を挙上した状態でターニケットを用いて駆血し,腓骨皮弁の採取を開始する. エスマルヒを使用しないことで血液が適度に下腿血管内に残り,皮弁挙上の際に血管を同定しやすい. ターニケットの圧は患者の血圧や体格を考慮して通常 300～350 mmHg に,加圧時間は 90～100 分に設定して,通常はこの時間内で皮弁挙上を終了するようにしている. 皮弁採取中は股関節と膝関節を屈曲し,膝下に清潔な枕を入れ股関節を内旋させて術野を展開する.

B．皮島の挙上

皮膚切開は皮島の腹側から開始する. 皮膚切開後に深筋膜上に到達し,短腓骨筋,長腓骨筋腱を確認する. 大きな皮弁を採取する際は,長腓骨筋腱の腹側で浅腓骨神経とその分枝の走行に注意する. 通常は長腓骨筋腱の背側または腹側で短腓骨筋の深筋膜を切開して深筋膜下に入り,短腓骨筋とヒラメ筋の筋間にある後下腿筋間中隔に向かって深筋膜下を背側に剥離を進め,穿通枝を確認する. 穿通枝は通常約 1 mm と太く,大部分の症例で術前の超音波検査で同定した位置に存在する(図 2). 穿通枝の位置をメスとスキンマーカーで

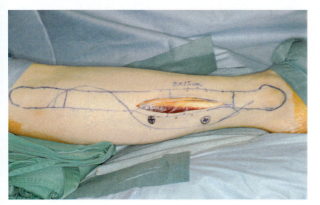

図 3. 術野展開のための皮膚切開のデザイン
皮膚穿通枝の位置はメスでマーキングしておく.

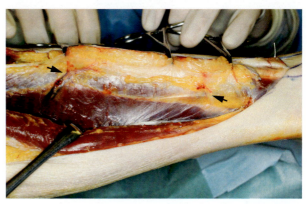

図 4. 背側から皮膚穿通枝を確認したところ. 矢印：皮膚穿通枝

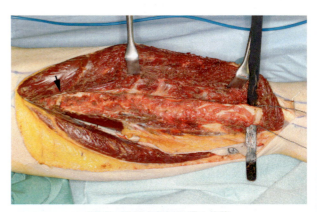

図 5. 腓骨の骨切り前の状態
腓骨骨膜上に短腓骨筋を一層残している. 矢印：浅腓骨神経

皮島の皮膚側にマーキングしておく. このマーキングは, 皮弁縫着時の皮弁の配置を決定したり, 皮弁のトリミングの部位を決定したりする際に穿通枝の位置をすぐに把握できるため有用である. 穿通枝の位置に合わせて皮島のデザインを微調整した後, 皮島背側の皮膚切開およびその頭尾側に術野の展開のための皮膚切開を加える(図3). 通常, 腓骨を採取する位置を考慮して, 腓骨頭やや尾側から外果のやや頭側まで切開する. 術野の展開が容易になり, 瘢痕拘縮予防のためS字状に近い皮膚切開線をデザインしている. 皮島背側の皮膚切開からヒラメ筋の深筋膜に到達し, 深筋膜を切開する. 皮島のデザインによっては, 末梢にいくほど小伏在静脈や腓腹神経が近接してくるため損傷しないように注意する. 深筋膜下, ヒラメ筋上を腹側に剝離して, 短腓骨筋とヒラメ筋の筋間で前方から確認しておいた皮膚穿通枝を後方から確認する(図4). 穿通枝を確認した後, ヒラメ筋を後下腿筋間中隔の膜組織および長母趾屈筋から十分剝離する. この時, 皮島は後下腿筋間中隔の膜組織で腓骨とつながっていて, その筋間中隔の膜の中を皮膚穿通枝が走行する状態になる. この筋間中隔の膜を温存することで, 皮島を栄養する穿通枝の過緊張や捻れを防止できる.

C. 腓骨弁の挙上

皮島の腹側に戻り, 腓骨を骨切りする範囲を確認する. 腓骨の頭尾側端に極端に近い位置で骨切りすると膝関節や足関節の不安定性を生じ骨固定などが必要になるため, 頭尾側とも最低5cm程度は骨を温存する. 腓骨尾側は, なるべく尾側の骨を使用する方が長い血管茎を確保できるため, 尾側端から7cm程度の位置で骨切りすることが多い. 腓骨頭側はなるべく頭側で骨切りしておいた方が血管茎の剝離が容易であるため, 腓骨頭側端から8～11cmくらいの位置で骨切りすることが多い. 頭側端から約8～10cmの位置では浅腓骨神経が, 末梢端から約6～7cmの位置では浅腓骨神経の分枝である中間足背皮神経が腓骨に近接しているため損傷しないように注意する. 骨採取予定の範囲より少しだけ広い範囲で短腓骨筋を腓骨から剝離する. この時, 短腓骨筋を一層腓骨骨膜上に残すように剝離して, 移植した部位で周囲組織と骨弁との癒着がスムーズに進むようにしている(図5). 前下腿筋間中隔を切開し, 腓骨前方

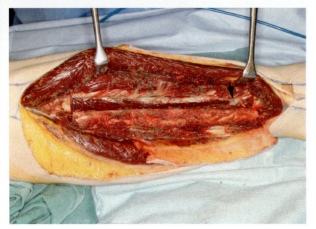

図 6. 骨切り後，下腿骨間膜を切開した状態
腓骨は容易に外側へ引き出される．矢印：腓骨動静脈の末梢

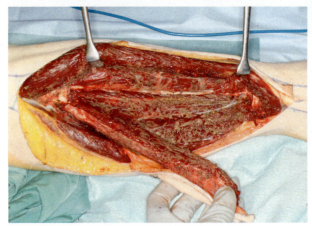

図 7. 尾側から頭側に後脛骨筋と長母趾屈筋を腓骨から 2 cm 離れた部分で切開していく．

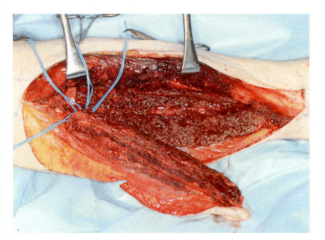

図 8. 腓骨動静脈を後脛骨動静脈の分岐部まで剥離し腓骨皮弁の挙上を完了したところ．皮弁の血流は良好

で腓骨から長趾伸筋，長母趾伸筋を腓骨から剥離して下腿骨間膜に到達する．前脛骨動静脈および深腓骨神経が展開された長母趾伸筋上に現れてくるので損傷しないように注意する．腓骨を骨切りする部分で，腓骨周囲を剥離して頭尾側でそれぞれ骨切りする．腓骨の裏側で腓骨動静脈を損傷しないように注意が必要であるが，腓骨に沿って剥離をすれば損傷することはない．腓骨の頭尾側で骨切りし，その範囲で腓骨から約 5 mm 離れた部分で下腿骨間膜をメスで切開すると，腓骨を外側に引き出せるようになり，良好な術野が確保される（図 6）．尾側の骨切り部付近で腓骨動静脈の末梢側を確認して結紮，切断する．血管吻合に使用する予定があれば，可及的長めに確保しておく．腓骨を外側に引き出しながら腓骨から 2 cm 離れた部分で後脛骨筋と長母趾屈筋を腓骨に平行に，尾側から頭側に向かって切開していく（図 7）．腓骨に後脛骨筋と長母趾屈筋を 2 cm 幅で付着させて採取することで，血管茎である腓骨動静脈はこれらの筋体に包まれた状態で皮弁とともに採取されるため，血管茎の最も頭側の部分以外で腓骨動静脈を露出させて剥離する必要はない．また，これらの筋体は移植部位で骨周囲の死腔充填に利用できる[4]．筋体を切開する際に腓骨に近づきすぎると腓骨動静脈を損傷する危険があるため，注意する．筋肉内に細い血管が多数走行するため，確実に処理しておく．腓骨動脈は腓骨頭から約 7 cm 尾側で後脛骨動脈から分岐しており，通常頭側の骨切り部付近で腓骨動静脈が後脛骨動静脈と合流する部分が確認できる[5]．腓骨動静脈は後脛骨筋と長母趾屈筋の間を走行するため，その筋間を意識して筋を切断していくと血管茎を損傷しない．血管茎は頭側の骨切り部から後脛骨動静脈と合流する部分まで剥離し，腓骨皮弁の挙上を完了する（図 8）．血流のある状態で骨のトリミングや加工をした後に，後脛骨動静脈を温存してその合流部の末梢で腓骨動静脈を切断して皮弁を遊離する．末梢側の骨弁を使用して不要な頭側の骨をトリミングすることで長い血管茎を確保することができる（図 9）．

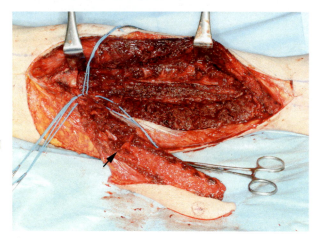

図9.
血流のある状態で不要な頭側の骨をトリミングした状態
長い血管茎が確保できている．この症例では不要だったが，必要な場合は皮弁を遊離する前に骨切りしてプレート固定まで行っておく．
矢印：腓骨弁頭側端

D．閉　創

　止血を十分に確認した後に，腓骨採取部に陰圧ドレーンを1本留置して閉創する．下腿尾側で皮島の幅を2.5 cm以上採取した場合は，皮島採取部は一次縫縮できずに植皮が必要になる場合が多い．無理な一次縫縮はコンパートメント症候群発症の危険があるため絶対に行ってはならない．植皮が必要な場合は腹部などから採皮して通常1.5倍から3倍の網状植皮片を移植し，タイオーバー固定している．弾性包帯を巻いて術後2日目まで患肢挙上で安静にしている．ギプス固定は行っていない．

3．皮弁採取部の術後管理

　皮弁採取部を一次縫縮した症例では，コンパートメント症候群の発生に留意して経過を観察する．強い疼痛を訴える場合は注意が必要である．植皮を要した症例でも術後2日目に離床し，歩行器を用いて歩行を開始している．ほとんどの症例で術後2日目から歩行器を用いて歩行が可能で，歩行がスムーズにできる症例では特に尖足予防はしていない．何らかの原因で歩行の開始が遅れる症例では，尖足の予防のためにベッド上では足底板を装着している．植皮を施行した症例では，術後5～7日目にタイオフする．術後2日目から歩行を開始しても，タイオフの時点にてほとんどの症例で植皮は9割以上生着している．その後は1～2日に1回の軟膏処置を上皮化完了まで継続する．

腓骨皮弁のバリエーション

1．血管柄付き腓骨頭移植

　上腕骨近位部や橈骨遠位部など骨頭を含む骨欠損の再建では，血管柄付き腓骨頭移植が選択肢の1つに挙げられる[6]．血流支配領域を理解すると，腓骨頭のみを移植することも，腓骨頭に長い骨幹を加えて移植することも可能で，また，腱の再建や関節形成のために約10 cmの長さの大腿二頭筋腱を付着させて採取することも可能である．諸家の報告では，腓骨頭および腓骨近位部は主に前脛骨動脈で栄養されており，腓骨の尾側2/3は主に腓骨動脈で栄養されている[7)8)]．前脛骨動脈の起始から約2 cmの部位からrecurrent epiphyseal branchが出て腓骨頭を栄養しており，腓骨頭のみの短い部分を移植する場合は，前脛骨動脈を血管茎として選択するとよい[9]．腓骨頭に長い骨幹をつけて移植する場合，前脛骨動脈を血管茎とした症例で腓骨尾側末梢の血流不足を数例経験した．また，腓骨動脈を血管茎とした症例では，腓骨頭の血流はほぼ問題なかった．そのため，血流支配領域と骨端線の成長などを考慮し，我々は血管柄付き腓骨頭移植を行う場合，成長期の症例では血管茎の第1選択は前脛骨動脈とし，骨欠損が尾側2/3を超える場合，前脛骨動脈と腓骨動脈の2つの血管茎を使用するか，腓骨頭の血流をみて腓骨動脈のみを血管茎として使用するのがよいと考えている．成人例では，骨欠損が10 cmより短い場合，前脛骨動脈を血管茎として使用し，10 cm

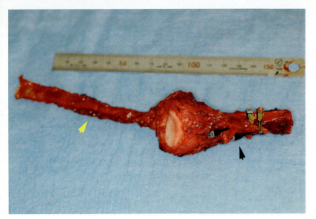 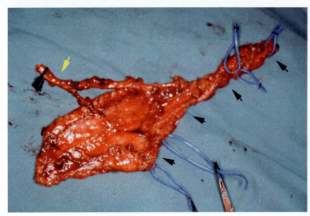

図 10. 血管柄付き腓骨頭弁
黒矢印：前脛骨動静脈．黄矢印：大腿二頭筋腱

図 11. 血管柄付き腓腹神経グラフト
黒矢印：腓腹神経．黄矢印：腓骨動静脈

より長い場合は，腓骨動脈を血管茎として使用している．前脛骨動脈を血管茎とする場合，血管茎の長さが短くなるが，静脈グラフトを使用したり，前脛骨動脈を逆行性に用いたりすることで対処可能である．腓骨頭を採取するにあたり，総腓骨神経を温存することが肝要であり，また，採取後，膝関節外側側副靱帯を修復している（図 10）．

2．血管柄付き腓腹神経移植

腓腹神経は，腓骨動脈からの皮膚穿通枝または後脛骨動脈からの筋肉内穿通枝から筋膜の血管叢を介して栄養されており，腓骨動静脈を血管茎として筋膜を含めて採取することで 25 cm 程度の長い神経を血管柄付きで採取することができる[10]．腓骨皮弁と併せて，または神経のみを血管柄付きで採取して移植できる（図 11）[11]．

まとめ

当院で行っている腓骨皮弁の挙上と，そのバリエーションについて，合併症を予防し信頼性の高い皮弁を採取するために注意している点を中心に述べた．

参考文献

1) 櫻庭　実ほか：腓骨皮弁による下顎再建．口腔腫瘍．**26**：63-68，2014．
2) Sakuraba, M., et al.：Pelvic ring reconstruction with the double-barreled vascularized fibular free flap. Plast Reconstr Surg. **116**：1340-1345, 2005.
3) Yu, P., et al.：Design of a reliable skin paddle for the fibula osteocutaneous flap：perforator anatomy revisited. Plast Reconstr Surg. **128**：440-446, 2011.
4) 櫻庭　実ほか：腓骨皮弁を用いた下顎再建の現状と最近の工夫．日本マイクロ会誌．**18**：36-43, 2005．
5) Strauch, B., et al.：Lower leg and knee. Atlas of Microvascular Surgery：Anatomy and Operative Techniques. 2nd ed. Strauch, B., et al., ed. 275-371, Thieme, 2006.
6) Onoda, S., et al.：Use of vascularized free fibular head grafts for upper limb oncologic reconstruction. Plast Reconstr Surg. **127**：1244-1253, 2011.
7) Taylor, G. I., et al.：The anterior tibial vessels and their role in epiphyseal and diaphyseal transfer of the fibula：experimental study and clinical applications. Br J Plast Surg. **41**：451-469, 1988.
8) Mozaffarian, K., et al.：Vascular basis of free transfer of proximal epiphysis and diaphysis of fibula：an anatomical study. Arch Orthop Trauma Surg. **129**：183-187, 2009.
9) Innocenti, M., et al.：Vascularized proximal fibular epiphyseal transfer for distal radial reconstruction. J Bone Joint Surg Am. **87**（Suppl 1）：237-246, 2005.
10) Doi, K., et al.：The free vascularized sural nerve graft. Microsurgery. **5**：175-184, 1984.
11) Kimata, Y., et al.：Free vascularized nerve grafting for immediate facial nerve reconstruction. Laryngoscope. **115**：331-336, 2005.

◆特集/再建外科で初心者がマスターすべき10皮弁

腹直筋皮弁

元村 尚嗣*

Key Words：腹直筋皮弁(rectus abdominis myocutaneous flap)，横軸型腹直筋皮弁(TRAM flap)，斜軸型腹直筋皮弁(ORAM flap)，肋軟骨(costal cartilage)，上顎再建(maxillary reconstruction)

Abstract 腹直筋皮弁は再建外科領域で最も多用されている皮弁の1つであり，是非ともマスターすべき皮弁である．そのためには腹直筋皮弁の解剖に熟知し，安全・確実に挙上を行うことが重要である．頭頸部再建においては下腹壁動静脈を栄養血管とするVRAM flapあるいはORAM flapを使用することが多い．デザインは，傍臍穿通枝を含めた皮下脂肪の厚い領域を舌根部とする．複雑な形態再建が必要な場合では，切除標本をよく観察し，主皮弁に三角弁を付加させることで立体的な再建も可能となる．また肋間動静脈と上下腹壁動静脈の吻合を利用することで肋軟骨をつけて挙上することも可能である．肋軟骨の形態は頬部形態と類似しており，肋軟骨付き遊離腹直筋皮弁による上顎再建術は非常に有用な方法である．

はじめに

腹直筋皮弁は，腹直筋の筋体と腹直筋を貫く穿通枝により栄養される腹部皮膚と皮下脂肪を広範囲に使用できる皮弁である．本皮弁は再建外科領域で最も多用されている皮弁の1つであり，再建外科で初心者が是非ともマスターすべき皮弁である．腹直筋皮弁は有茎皮弁として体幹，会陰部の再建や遊離皮弁として頭頸部再建や乳房再建として利用されているが，本稿では頭頸部再建における遊離腹直筋皮弁の使用，特に肋軟骨付き遊離腹直筋皮弁による上顎再建術について述べる．

解　剖

腹直筋は腹壁の両側に存在し，起始部は恥骨結節および恥骨稜で腹壁を縦走し第5，6肋軟骨および第7肋骨に付着する長く扁平な筋肉で，臍，剣状突起，その間の3か所に腱画が位置する．前鞘と後鞘に包まれているが，弓状線より尾側では後鞘は欠損する．主たる栄養動脈は2つあり，内胸動脈の終末枝である上腹壁動脈と，外腸骨動脈より出る深下腹壁動脈である．2つの血行は筋体裏面で剣状突起と臍の間で細くなり吻合し，その分枝が筋を栄養し，穿通枝は前鞘を通り抜けて腹壁皮膚を栄養する．Mathes & Nahaiの分類ではtype Ⅲとなる[1]．深下腹壁動脈は筋体内で内側枝と外側枝に分かれることが多く，臍周囲にはこの分枝から筋肉内穿通してくる皮膚穿通枝(傍臍穿通枝)が多数存在している．傍臍穿通枝は臍を中心に放射状に皮下を走行し，隣接する血管茎とのネットワークを構成することで腹壁の血行を担っている．支配神経は第7～12肋間神経であり，作用としては胸壁を引き下げたり骨盤を引き上げたりする．肋骨血行の主体をなす後肋間動脈は，前方で内胸・腹壁血管系より派生する前肋間動脈と吻合し動脈弓を形成する．肋骨および肋軟骨はこの動脈弓を介して骨膜および軟骨膜血行を得ている．

---

* Hisashi MOTOMURA, 〒545-8585 大阪市阿倍野区旭町1-4-3 大阪市立大学大学院医学研究科形成外科学，教授

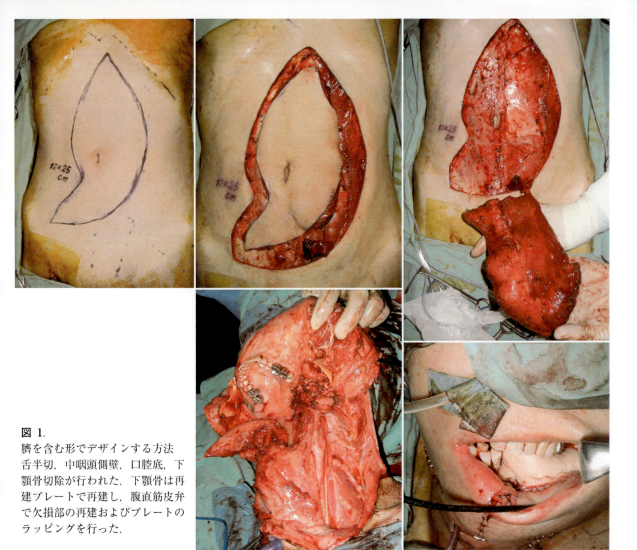

図 1.
臍を含む形でデザインする方法
舌半切，中咽頭側壁，口腔底，下顎骨切除が行われた．下顎骨は再建プレートで再建し，腹直筋皮弁で欠損部の再建およびプレートのラッピングを行った．

皮弁の選択

　頭頸部で腹直筋皮弁を使用する場合は遊離皮弁として使用するわけであるが，深下腹壁動脈の口径は 2〜4 mm と上腹壁動脈の 1〜2 mm よりも血管吻合に適しており，また下腹壁動脈の方が優位であるため下腹壁動脈を使用する．Nahabedian ら[2]は腹直筋の採取法により muscle sparing type 0(MS0)〜muscle sparing type 3(MS3) の 4 タイプに分類した．筋体の一部を全幅で採取するのが MS0，外側穿通枝の外側の筋体を温存し連続するものが MS1，内外側の筋体の連続性を温存するのが MS2，筋体を全く含めないものが MS3 で，いわゆる DIEP flap である．乳房再建などでは DIEP flap の適応が拡大してきているが，通常の腹直筋皮弁と比較して血流量が少なく生着範囲に限界があることが欠点である[3]．頭頸部再建では，放射線照射の影響やその複雑な形態，唾液瘻や感染の問題もあり，より多くの血流を有した採取法の選択が望ましく，また十分な volume を有する血行のよい筋体と脂肪を移植できる MS0〜MS2 が適応となることが多い．同様の理由で横軸型腹直筋皮弁(TRAM flap)を使用するよりも，縦軸型腹直筋皮弁(VRAM flap)や斜軸型腹直筋皮弁(ORAM flap)を使用することが多い．

皮弁デザイン

　ここでは頭頸部再建によく用いる VRAM flap

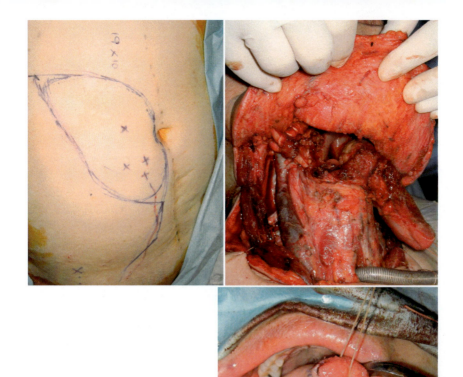

図 2.
茎とする片側の腹直筋直上にデザインする方法
舌根部を含めた舌半切が行われた．下腹部正中に scar があり片側にデザインし再建を行った．

と ORAM flap のデザインについて述べる．VRAM flap には臍を含む形でデザインする方法（図1）と，茎とする片側の腹直筋直上にデザインする方法が考えられる．腹部正中に瘢痕がある場合なども多く，多くは片側の腹直筋直上にデザインする方法で十分である（図2）．組織量が多く必要な場合では ORAM flap を傍臍穿通枝が分布する領域と第6~11肋間動脈外側皮膚穿通枝との吻合領域を含めるようにデザインするが，この皮弁は前腋窩線まで延長できる（図3）．舌再建などの場合では，ドップラー血流計で確認しておいた傍臍穿通枝を含めた領域を中心としてデザインする．この領域が最も皮下脂肪も厚く筋体も含むことができるため舌根側とし，斜軸頭外側を舌尖方向とする（図4）．中咽頭欠損を含む複雑な形態の

場合などでは，切除標本を参考にして基本デザインに三角皮弁を追加し，3次元再建を行う（図5~6）．上顎全摘術後再建では，原則的に患部と同側のブーメラン型の遊離腹直筋皮弁[4]を使用する．デザインについては，欠損部および摘出標本をよく確認して決定する．特に摘出標本の眼部，鼻腔粘膜（lining），口蓋部の寸法を計測して，その位置関係を平面化してデザインに反映させることが重要である（図7）．拡大上顎全摘術では，その寸法および位置関係をブーメランの近位側から眼窩部，鼻腔 lining，口蓋部とし，各皮島の間は1cmほどとするが，眼窩部と鼻腔 lining の間は若干広めに取った方がよい．硬性再建は摘出標本から，zygomatico-maxillary buttress（以下，ZMB）[5]の長さおよび位置関係を把握したうえで，第8肋軟

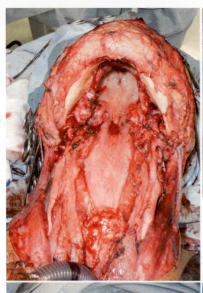
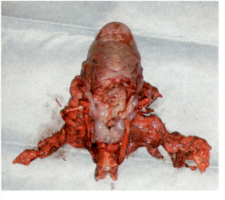

図 3.
拡大 ORAM flap
喉頭合併切除，舌全摘術後再建
組織量が多く必要な場合では ORAM flap を傍臍穿通枝が分布する領域と第 6～11 肋間動脈外側皮膚穿通枝との吻合領域を含めるようにデザインする．

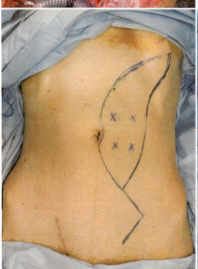
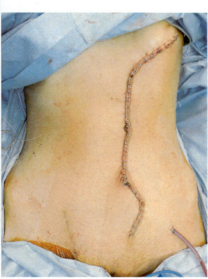
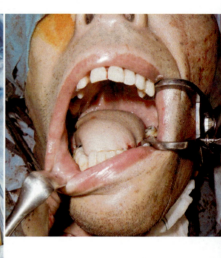

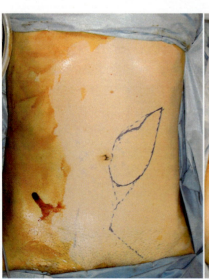
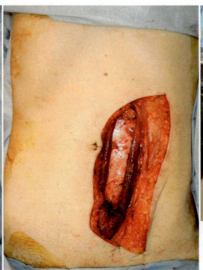
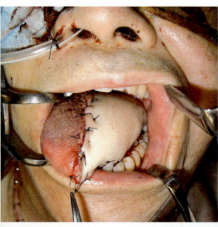

図 4. 一般的なデザイン
舌半切後再建．皮下脂肪も厚く筋体も含むことができるため傍臍穿通枝を含めた領域を舌根側とし，斜軸頭外側を舌尖方向とする．MS2 で皮弁を挙上し移植した．

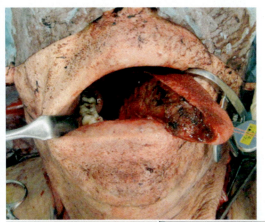

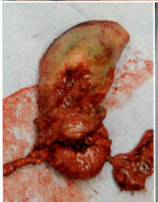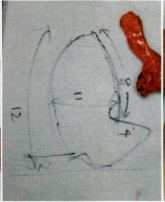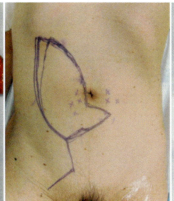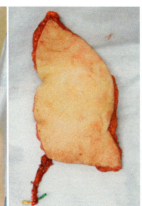

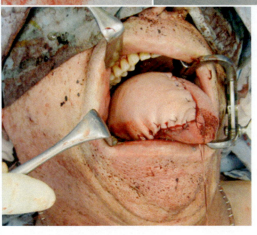

図 5.
複雑な形態の欠損に対するデザイン
中咽頭側壁欠損を伴う舌半切術後再建．摘出標本を確認し，平面図として設計図を作成．主皮弁に三角弁を不随させて挙上し，立体再建を行う．

骨を中心としてデザインを行う．この際眼窩部に相当する皮島と採取予定の第 8 肋軟骨の距離は十分に確保した方が，眼窩部の死腔予防にはよいと考える．

皮弁の挙上方法

どの皮弁の挙上も同様であるが，まず皮弁周囲の組織を十分剝離することが重要である．デザインに沿って腹直筋前鞘まで切開を加える．皮弁周囲の剝離を前鞘上で十分広く行い全体のオリエンテーションをつける．その上で皮弁を外側より前鞘上で挙上していき外側穿通枝が確認できた段階で，これを損傷しないように前鞘に切開を加え筋体に至る．次に皮弁内側からも前鞘上で挙上を行い内側穿通枝が確認できた段階で前鞘を切開し筋体に至る．これで内外側 2 列の穿通枝が皮弁に含まれたこととなる．穿通枝より内外側の筋体は温存する（MS2）．筋体後面を用手的に剝離し，筋体

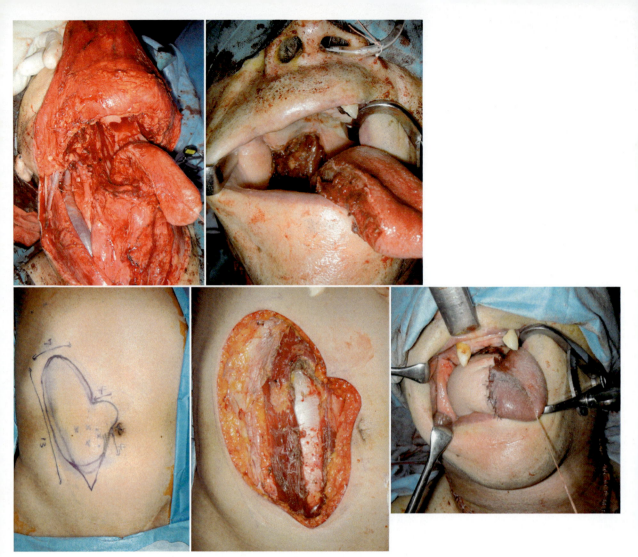

図 6. 複雑な形態の欠損に対するデザイン
中咽頭上壁・側壁欠損を伴う舌半切後再建．主皮弁に三角皮弁を付加し
MS2 で挙上した．主皮弁で舌を三角皮弁で中咽頭上壁・側壁を再建した．

を持ち上げて下腹壁動静脈の走行を確認し筋体へ侵入する部位を同定し，これより尾側で筋体を切離する．部位としては弓状線よりやや尾側である．下腹壁動静脈は粒の大きい脂肪（vessel fat）に包まれて存在しているが，容易に剝離が可能である．上顎再建では特に下腹壁動静脈は長く温存する必要があるので，外腸骨動静脈まで剝離し，動脈から結紮切離し，次に 2 本の伴走静脈を結紮切離する．これは皮弁のうっ血を防ぐためであり，また肋軟骨付き腹直筋皮弁を挙上する場合では肋軟骨の採取時の牽引などによる下腹壁動静脈の損傷を防ぐために，早いうちに結紮切離し，上腹壁動静脈のみで栄養されるようにしておく．

こうして内外側の筋体が温存された上腹壁動静脈および腹直筋停止部で繋がった腹直筋弁が挙上される．肋軟骨付き腹直筋皮弁にするためには肋軟骨下を走行する肋間動静脈と上下腹壁動静脈の吻合部を確実に温存する点と第 8 肋軟骨と腹直筋の結合を愛護的に保守することが非常に重要である[6]．肋軟骨弓上の腹直筋前鞘を切開し，筋体を露出させ第 8 肋軟骨頭側で筋肉をバイポーラシザーズなどを用いて切離する．第 8 肋軟骨と腹直筋の結合が損傷されないように 4-0 ナイロンなどで軽く固定を行っておく．胸郭を持ち上げて肋骨

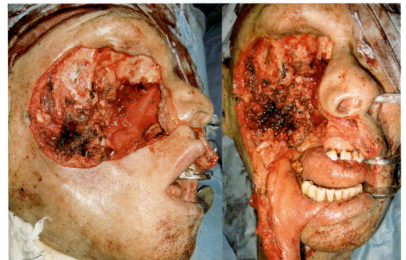
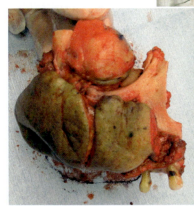
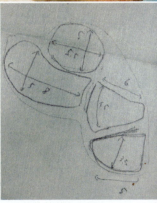
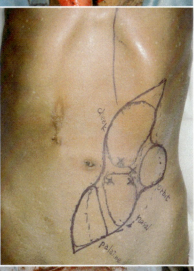
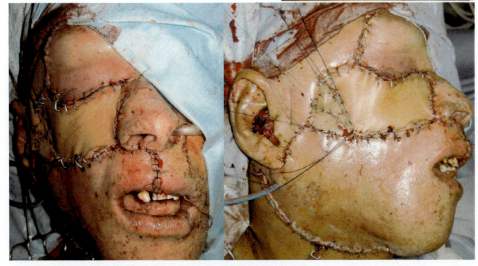

図 7. 肋軟骨付き遊離腹直筋皮弁のデザイン

a：頬部の皮膚を合併切除された拡大上顎全摘術欠損

b：摘出標本の眼部，頬部，鼻腔粘膜(lining)，口蓋部の位置・寸法を確認し，平面図として設計図を作成する．

c：設計図を元にブーメラン型腹直筋皮弁の頭側から頬部・眼窩部，鼻腔 lining，口蓋部としデザインする．

d：鼻腔 lining から口蓋の縫合へと進み，肋軟骨を残存骨に固定した後に，眼窩部の充填，頬部の閉創へと移る．

弓裏面より観察し，第8肋間動脈前枝が上腹壁動脈に吻合していることと，その部位を確認する．肋骨肋軟骨境界部より肋軟骨側で切断し肋軟骨の挙上を内側に向かって進める．その際，随時後鞘を切離し腹横筋より慎重に挙上を行い肋軟骨内側を切断する．最後に上腹壁動静脈を結紮切離し，肋軟骨付き腹直筋皮弁の挙上が完了する．皮弁採取部は，前鞘を 1-0 絹糸にて確実に閉鎖し，陰圧ドレーンを留置して，3-0 吸収性モノフィラメント縫合糸で埋没縫合および 5-0 非吸収性モノフィラメント糸やスキンステイプラーなどで表皮縫合を行う．

皮弁のセッティングおよび固定[7]

3皮島の皮島間は脱上皮する．

　鼻腔粘膜(鼻中隔粘膜)，口蓋粘膜の断端部は十分に剥離し，縫いしろを作っておくことが重要である．鼻腔粘膜は，脆弱であることと，腫瘍外科の操作によりさらに損傷を受けていることもあり，その操作には注意を要し，固定するべき粘膜断端がない場合には骨に穴を穿ち固定することも検討する．皮島の固定は，4-0 合成吸収性ブレイド縫合糸(VICRYL™，エチコン社，アメリカ)を用いて鼻腔 lining から行い，次いで口蓋を縫合する．縫合は組織の十分な接着を見込んで，マットレス縫合を併用し，均等に water tight な縫合を心がけている．鼻腔 lining の縫合にあたっては副鼻腔の開口部を閉鎖しないことが重要である．鼻腔 lining および口蓋の縫合がおおかた終わった段階で肋軟骨の固定を行う．1-0 ナイロンやチタンワイヤーを用いて頬骨弓断端および内側断端に固定する．眼窩内に死腔ができやすいので，余裕を持たせた腹直筋筋体を眼窩内に充填した上で，眼窩部皮島を縫合する．それでも眼窩内には死腔が生じ易く，同部の死腔の存在は手術の成否に関わる場合があるので，10 Fr. 程度の陰圧ドレーンを留置した方がよい．Weber-Fergusson の皮切後の顔面皮膚を戻し閉創する際の目安としては，"緊張は強いが，なんとか埋没縫合を行い閉創できる"程度としている．余裕をもって閉創できた場合では術後1年もすると必ず陥凹変形が目立つ．

肋軟骨付き腹直筋皮弁による上顎再建の特徴

　肋軟骨付き遊離腹直筋皮弁は，豊富な軟部組織と血流を有する硬組織を同時に移植でき，体位変換も必要なく仰臥位で挙上可能である．肋間動静脈と腹壁血管のネットワークに注意を払えば，挙上は比較的容易であり，下腹壁動静脈も太く，解剖学的破格もほとんどなく，血管茎も十分長くとることが可能である．また肋軟骨は，高齢者では化骨して若干硬くなるが，基本的には柔らかく細工は容易である．肋軟骨の形態そのものが，頬部の形態に類似しており ZMB の再建には非常に有用である．肋軟骨と腹直筋の付着部を十分温存することで，肋軟骨を中心に軟部組織は求心性に牽引され，軟部組織の下垂は比較的軽度である印象がある．肋軟骨自体は軟骨膜から間接的に血流を受けるため，挙上の際に肋軟骨膜および腹直筋との付着部を愛護的に扱うことが最も重要であり，これを怠ると肋軟骨の壊死を招くことがある．肋軟骨自体は決して血流が豊富ではないことを意識する必要があり，過度の緊張，捻転も避けるべきである．そのため，肋軟骨と腹直筋の自由度は低く，また皮下脂肪の厚い症例では，移植スペースの問題や先述の血流の問題から肋軟骨付き腹直筋皮弁は困難な場合があることも留意すべきである[7][8]．我々の施設では術前に体表エコーを用いて臍外側 5 cm の脂肪の厚みが 10 mm 未満で ZMB のみの one buttress を再建する症例に対して肋軟骨付き遊離腹直筋皮弁を使用している[7]．

症　例

症例 1：拡大上顎全摘術
66歳，男性．右上顎癌 T4N0M0
拡大上顎全摘術が施行された(図 8-a)．摘出標本から，ZMB の長さおよび位置関係を把握したうえで，第8肋軟骨を中心としてデザインを行い，その寸法および位置関係をブーメランの近位側か

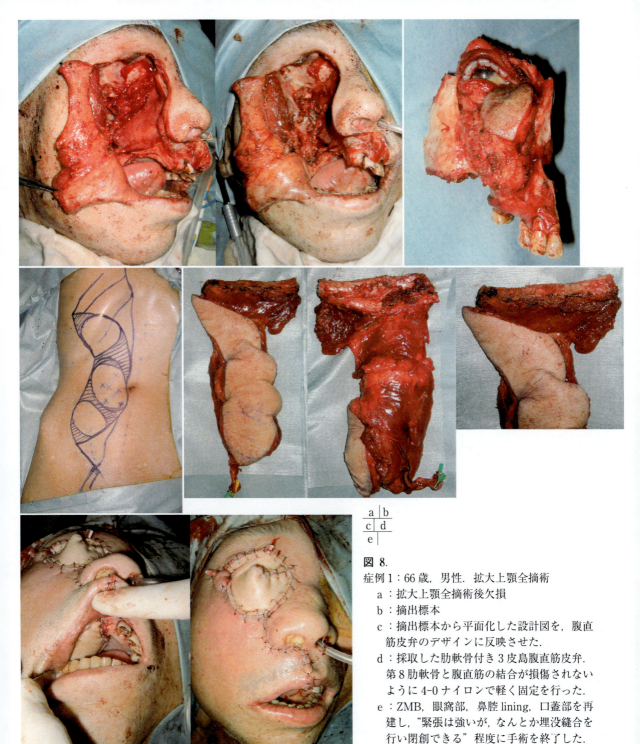

図 8.
症例 1：66 歳，男性．拡大上顎全摘術
a：拡大上顎全摘術後欠損
b：摘出標本
c：摘出標本から平面化した設計図を，腹直筋皮弁のデザインに反映させた．
d：採取した肋軟骨付き 3 皮島腹直筋皮弁．第 8 肋軟骨と腹直筋の結合が損傷されないように 4-0 ナイロンで軽く固定を行った．
e：ZMB，眼窩部，鼻腔 lining，口蓋部を再建し，"緊張は強いが，なんとか埋没縫合を行い閉創できる"程度に手術を終了した．

ら眼窩部，鼻腔 lining，口蓋部とし，各皮島の間は 1 cm とするが眼窩部と鼻腔 lining の間は若干広めに取った（図 8-c）．皮弁挙上時は第 8 肋軟骨と腹直筋の結合が損傷されないように 4-0 ナイロンなどで軽く固定を行った（図 8-d）．鼻腔 lining から口蓋へと縫合を進め，肋軟骨を固定し眼窩部の充填および皮島固定を行った（図 8-e）．

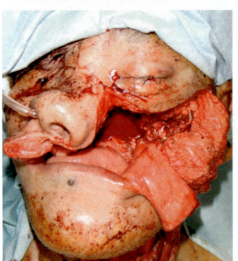
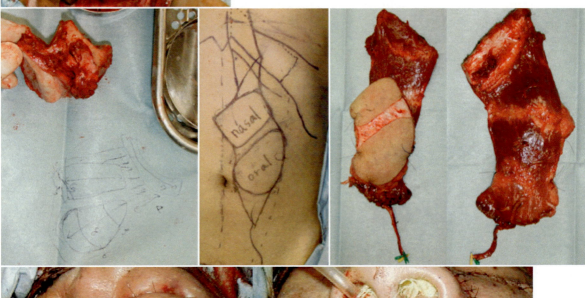

図 9-a〜e. 症例2：66歳，男性．上顎全摘術
（元村尚嗣：上顎全摘後の再建．PEPARS．60：9-22，2011．より一部引用）
a：上顎全摘術後欠損
b：摘出標本を平面化した．
c：平面化した設計図を，腹直筋皮弁のデザインに反映させた．
d：採取した肋軟骨付き2皮島腹直筋皮弁．肋間動静脈と上腹壁動静脈のネットワークおよび肋軟骨と軟部組織のネットワークを愛護的に温存した．
e：ZMB，鼻腔 lining，口蓋部を再建し，"緊張は強いが，なんとか埋没縫合を行い閉創できる"程度に手術を終了した．

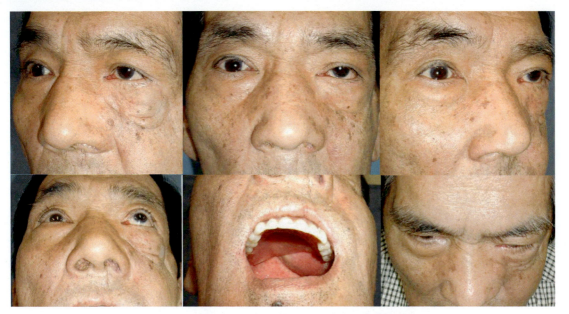

図 9-f. 症例 2:66 歳,男性.上顎全摘術.術後所見
(元村尚嗣:上顎全摘後の再建.PEPARS. 60:9-22, 2011. より一部引用)

症例 2:上顎全摘術

66 歳,男性.左上顎癌 T3N0M0

術前の臍外側の皮下脂肪が 8.8 mm であったため,2 皮島の肋軟骨付き遊離腹直筋皮弁移植術を行った(図 9-a〜e).術後経過は良好で満足行く結果となった(図 9-f).

参考文献

1) Mathes, S. J., Nahai, F.:Rectus Abdominis Flap. Reconstructive Surgery. Principles, Anatomy, & Technique. volume two. Mathes, S. J., Nahai, F., ed. 1043-1083, Churchill Livingstone, 1997.
   Summary 再建に必要な axial pattern flap のすべてが記載された教科書.再建外科医必読の教科書.非常にきれいな解剖写真,イラストが素晴らしい.
2) Nahabedian, M. Y., et al.:Breast reconstruction with the free TRAM or DIEP flap;Patient selection, choice of flap, and outcome. Plast Reconstr Surg. 110:466-475, 2002.
3) Kroll, S. S.:Fat necrosis in free transverse rectus abdominis myocutaneous and deep inferior epigastric perforator flaps. Plast Reconstr Surg. 106:576-583, 2000.
4) Yamamoto, Y., et al.:"Boomerang" rectus abdominis musculocutaneous free flap in head and neck reconstruction. Ann Plast Surg. 34:48-55, 1995.
   Summary 腹直筋皮弁による上顎再建を行う際の皮弁デザインについて書かれている論文.当科の上顎再建デザインのお手本となっている.
5) Yamamoto, Y., et al.:Role of buttress reconstruction in zygomaticomaxillary skeletal defects. Plast Reconstr Surg. 101:943-950, 1998.
   Summary 上顎再建の基本理念である Buttress の重要性についての論文.
6) Yamamoto, Y., et al.:An anatomical study for the rectus abdominis myocutaneous flap combined with a vascularized rib. Plast Reconstr Surg. 96:1336-1340, 1995.
   Summary 肋軟骨付き遊離腹直筋皮弁を行うための重要な解剖について書かれた論文.
7) 元村尚嗣:【悪性腫瘍切除後の頭頸部再建のコツ】上顎全摘後の再建.PEPARS. 60:9-22, 2011.
8) 元村尚嗣ほか:大阪市立大学における上顎癌切除後再建に対する strategy. 頭頸部癌. 31:503-509, 2005.

好評書籍

複合性局所疼痛症候群（CRPS）をもっと知ろう
―病態・診断・治療から後遺障害診断まで―

編集　堀内行雄（川崎市病院事業管理者）

日常診療で鑑別に頭を悩ませたことはありませんか？

治療に難渋する「痛み」を伴うCRPSの"今"をわかりやすくまとめました．診断や治療にとどまらず、後遺障害診断や類似疾患まで網羅！早期診断・早期治療のための必読書です！！

オールカラー　B5判　130頁　定価（本体価格　4,500円＋税）

＜目次＞
Ⅰ．病　態
　CRPS：疾患概念の変遷と最新の研究動向
Ⅱ．診　断
　CRPS診断の実際―判定指標と診療方針の概論―
　CRPSの画像診断―BMD計測およびMRSによる診断―
Ⅲ．治　療
　早期CRPSの考え方とその対策―超早期ステロイド療法の実際を含めて―
　CRPS様症状を訴える患者への精神科的アプローチ―鑑別診断も含めて―
　CRPSの薬物療法―病状，病期による薬物の選択―
　CRPSに対する漢方治療の実際
　CRPSのペインクリニックにおける治療―早期治療と慢性疼痛対策―
　温冷交代浴の理論と実際
　CRPSに対するリハビリテーションの実際
　CRPS typeⅡの手術療法
　CRPSに対する手術治療―病態別治療と生体内再生治療―
Ⅳ．後遺障害
　CRPSの後遺障害診断―留意点とアドバイス―
Ⅴ．関連・類似疾患
　採血による末梢神経損傷とCRPS
　ジストニアの診断と治療
　線維筋痛症（機能性疼痛・中枢機能障害性疼痛）の診断と治療，診断書記載

全日本病院出版会　〒113-0033　東京都文京区本郷3-16-4　Tel:03-5689-5989
http://www.zenniti.com　Fax:03-5689-8030

お求めはお近くの書店または弊社HPまで

◆特集/再建外科で初心者がマスターすべき10皮弁

大臀筋皮弁・大臀筋穿通枝皮弁

橋本一郎[*1] 石田創士[*2]

Key Words : 穿通枝皮弁(perforator flap), 筋皮弁(musculocutaneous flap), 大臀筋(gluteus maximus muscle), 仙骨部再建(sacral reconstruction), 坐骨部再建(ischial reconstruction)

Abstract 大臀筋は臀部を広く被う大きな筋肉であり,その機能は股関節の運動に重要であるため,筋弁として採取する場合には機能障害を考える必要がある.このため,大臀筋機能が残っている患者の筋肉を,筋皮弁あるいは筋弁として採取する場合は部分的に採取するべきであり,筋弁の血行に留意する.大臀筋を栄養する主動脈は上臀動脈と下臀動脈であり,これらの血管が筋肉に入る部位を術前に予測しておくことが筋肉の血行を温存するために有用である.大臀筋は上臀動脈と下臀動脈の他にも複数の血管に栄養されており,筋膜上には多くの皮膚穿通枝がみられる.そのため,臀部の欠損に応じた穿通枝皮弁を作図しやすく,また同部は皮下脂肪が厚いため穿通枝周囲に脂肪組織が残る状態でも皮弁移動が可能である.大臀筋皮弁は血流のよい筋体を充填できるため,放射線潰瘍や骨髄炎を伴う褥瘡などに有用である.筋体が不必要な症例では,大臀筋機能温存のために穿通枝皮弁が推奨される.

はじめに

大臀筋皮弁は,良好な血行の筋肉と皮弁を移植できるため,1970年代から1980年代にかけて仙骨部・坐骨部褥瘡や放射線潰瘍の再建によく利用されてきた[1)-3)].大臀筋は後述するように,股関節伸展に重要な役割を果たすため,麻痺がない患者では機能的な損傷を考慮しながら筋肉を切開する必要がある.筋皮弁の血行に関する研究によって1990年代に大臀筋穿通枝皮弁[4)5)]が開発されて以降は,筋肉を損傷することなく血行の安定した皮弁が挙上できる穿通枝皮弁が頻用されるようになった.本稿では,臀部の血行に関する局所解剖,大臀筋皮弁と臀部の穿通枝皮弁についての概要と,デザイン,手術手技,術後管理について述べる.

解 剖

大臀筋は仙骨外側・腸骨稜に起始があり,臀部外側の大腿骨大転子部以下の腸脛靭帯に停止し,股関節伸展などに関わる筋肉である(図1).両側の筋肉に障害が生じると,特に機能障害が著しくなる.大臀筋の栄養血管は,筋の仙骨起始部で外側仙骨動脈と内陰部動脈,筋体中央部で上臀動脈と下臀動脈,筋の停止部で深大腿動脈からの貫通動脈と内側大腿回旋動脈の分枝の6本である[6)7)].それぞれの流入血管が大臀筋に栄養枝を送りながら筋を貫通した後に筋穿通血管となる(図1)[8)].上臀動脈は後上腸骨棘と大転子を結ぶ線の後上腸骨棘から1/3の点,下臀動脈は後上腸骨棘と坐骨結節を結ぶ線の中点(上臀動脈の約5cm下方)で筋体の裏面から筋体を栄養するという簡便な指標があり,筋弁や筋皮弁を挙上する際には術前のマーキングに有用である(図1).

[*1] Ichiro HASHIMOTO, 〒770-8503 徳島市蔵本町 3-18-15 徳島大学医歯薬学研究部形成外科学,教授
[*2] Soushi ISHIDA, 同,助教

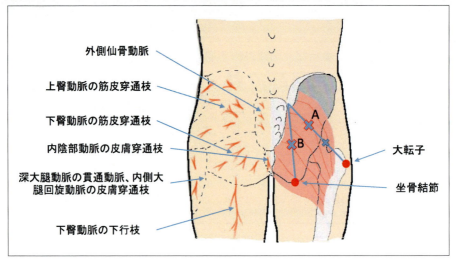

図 1. 臀部の血管解剖
左側は皮膚穿通枝の分布を，右側は上臀動脈（A の×印）と下臀動脈（B の×印）が筋体裏面に入る位置を示している（本文参照）．

大臀筋筋皮弁・大臀筋穿通枝皮弁

1．大臀筋皮弁

1970 年代に入って筋皮弁の概念が確立されると，骨盤周囲には利用可能な筋肉が多く存在することから大臀筋皮弁，薄筋皮弁，腹直筋皮弁など，様々な筋皮弁が開発され，仙骨部や坐骨部の褥瘡をはじめとした難治性潰瘍や肛門を含む腫瘍切除後の再建に大臀筋皮弁が応用されてきた[1]~[3][9]．大臀筋皮弁による褥瘡の再建では，筋体は変性萎縮するので当初考えられていたクッションとしての作用はないこと[3]，筋体が犠牲になるための術後機能障害の可能性，皮弁に厚みがありすぎる，主血管茎の上・下臀動脈が短く皮弁の移動距離に制限がある，といった欠点が指摘されている．皮膚穿通枝の解剖が明らかになった時期からは穿通枝皮弁が利用される頻度が増しており，再建部位に筋体が不必要な症例では大臀筋皮弁が利用される機会は減ってきていると思われる．しかし，筋弁は血行が良好で柔らかいため，放射線潰瘍のような血流が豊富な組織が必要な場合や，死腔の充填に有効である．特に下肢の麻痺を伴う褥瘡患者では筋弁採取による機能障害を気にしなくてよいため使用しやすい．皮下脂肪組織の充填のみでは組織量や血行が不十分な症例に対して，大臀筋の機能が残存している場合には，大臀筋を全体として使用するべきではなく，筋体を分割して移動する．

A．手術手技

仙骨部にも坐骨部にも VY 皮弁のデザインで大臀筋皮弁を移動すると筋体が欠損部に充填しやすく筋体の挙上と移動がうまくいく[9]．筋肉を分割する場合には血行を温存することが重要であり，術前に上・下臀動脈の位置を先に述べた解剖学的メルクマールにしたがってマーキングしておく（図 1, 2）．皮膚切開を筋膜下まで進めた後に，上・下臀動脈の位置を考えて筋体を分割して，動静脈を損傷しないように筋皮弁を挙上し，緊張がかからずに皮弁が移動できるようにする（図 2）．筋肉挙上の際は，下臀動脈では，外側に坐骨神経が走行しているのでこれを損傷しないように注意する必要がある．吸引ドレーンを筋体周囲と皮弁周囲に留置して手術を終了とする．

B．症例

症例 1：75 歳，男性（図 2）
脊椎疾患による下半身麻痺を伴う仙骨部褥瘡に対して，大臀筋皮弁で再建を行った．

症例 2：80 歳，男性（図 3）
患者は尾骨部の放射線照射後難治性潰瘍を主訴として来院した．尾骨部瘻孔のデブリードマンを行った後に，死腔に対して分割した大臀筋弁を充填した．皮膚欠損は，左右両側の筋膜皮弁を回転移動させて閉鎖した．

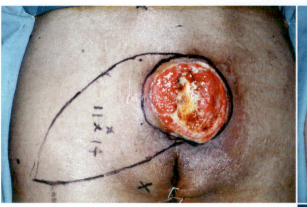
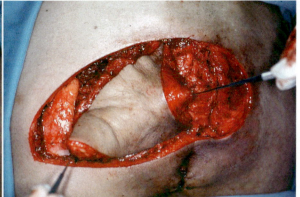
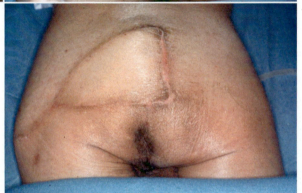

図 2.
症例1：大臀筋皮弁による仙骨部褥瘡の再建
 a：筋皮弁のデザイン．皮弁内の×印は上臀動脈が筋体裏面に入る位置を示す．
 b：筋皮弁挙上終了後
 c：術後3か月

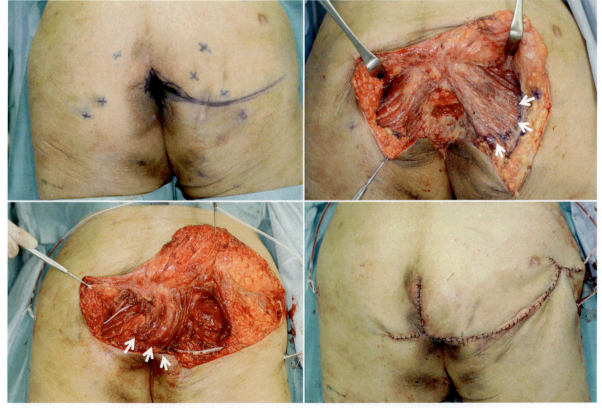

図 3．症例2：尾骨部の難治性潰瘍に対する大臀筋弁・筋膜皮弁による再建
 a：術前のデザイン
 b：デブリードマン終了後の筋弁のデザイン．矢印が筋弁の切離線を示す．
 c：大臀筋弁を移動した．矢印が移動した筋弁の切離端を示す．
 d：術直後

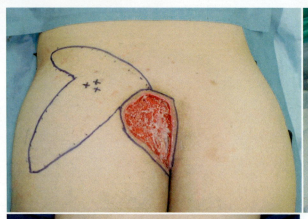
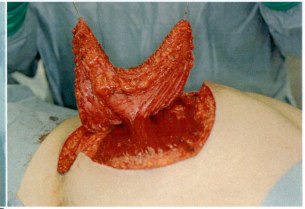
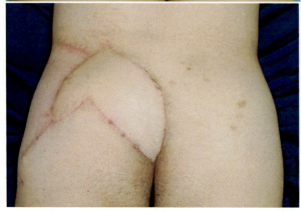

図 4.
症例 3：大殿筋穿通枝皮弁（双葉皮弁）による仙尾骨部の再建
　a：双葉皮弁のデザイン．皮弁中央の×印は穿通枝を示す．
　b：皮弁挙上終了後．穿通枝周囲には脂肪組織が残存しており血管がみえる状態ではない．
　c：術後 3 か月

2．大臀筋穿通枝皮弁

大臀筋筋膜上には最初に述べたように多くの穿通枝がみられ（図1），これらの穿通枝で栄養される皮弁が大臀筋穿通枝皮弁である[5]．大臀筋を犠牲にしないことから筋機能が損傷されていない患者にも使用可能であることや，穿通枝は臀部全体に存在するので欠損部の位置や大きさに合わせて穿通枝が選択可能であることが本皮弁の利点である．また穿通枝が豊富なことから褥瘡の再発時には片側から 3～4 回皮弁を挙上することが可能である[7]．

A．手術手技

体位によって穿通枝と皮膚表面にずれが生じるため，なるべく手術時と同じ体位で術前の穿通枝のマーキングを行う．MD-CT angiography などの高精度な評価方法もあるが，臀部は各動脈からの穿通枝が豊富に存在するのでドップラー血流計での評価が簡便であり，十分でもある．ただし，手術や外傷，動脈塞栓治療などの既往がある場合は，栄養血管の損傷の有無を造影 CT で評価をしておくのが望ましい．

大臀筋穿通枝皮弁は，仙骨部の皮膚欠損に対して用いられることが多く，VY伸展皮弁や島状の転移皮弁などの様々なデザインが可能である．皮膚欠損部の近傍にある穿通枝を選択してこれをピボットポイントとし，このポイントから欠損部の最遠端までの距離と等しい距離で皮弁の長軸を大臀筋の走行に一致させて描く．ただし実際は血管網がよく発達しているので皮弁の長軸はどの方向にもとれるので，手術瘢痕などがある場合はそれと交叉しないように方向をよく考えてデザインする．1 本の良好な穿通枝で生着可能な皮弁の大きさは 20×10 cm までと言われている．皮弁採取部の閉創に無理がある場合は，双葉皮弁や 3 葉皮弁として移植することで対応可能である．双葉皮弁の場合は，穿通枝であるピボットポイントから外側に向かって，第 1 皮弁の長軸と直交する方向に第 1 皮弁の約半分の長さと幅になる第 2 皮弁を描く（図 4-a）．

皮弁挙上では，切開を筋膜まで行い皮弁の先端

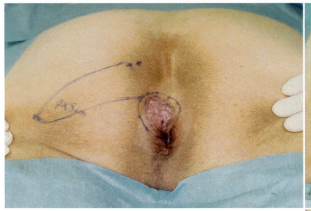
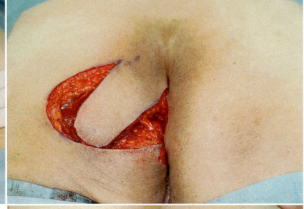
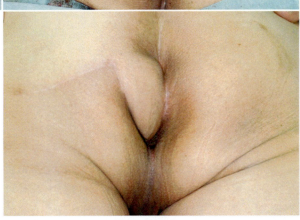

図 5.
症例 4：大殿筋穿通枝皮弁による肛門部基底細胞癌切除後の再建
 a：皮弁のデザイン．皮弁は 4×8 cm であり，×印は穿通枝を示す．
 b：皮弁挙上終了後
 c：術後 6 か月

から筋膜下を剝離していく．筋膜下の剝離は，皮弁をスキンフックなどで真上に牽引し，助手に筋体を押さえてもらい緊張をかけた状態で電気メスの先を筋膜と筋体の間にあてるようにすれば容易に行える．剝離の途中に出てくる細い穿通枝は適宜焼灼または結紮処理をしていく．臀部は皮下脂肪が厚いため穿通枝周囲に脂肪組織が残っている状態でも皮弁が移動できるようになるので，マーキングした皮弁を栄養する穿通枝周囲組織を完全に剝離をする必要はない．血管を完全に露出しない方が静脈の捻れが生じにくく，皮弁を安全に移動できる．皮弁を栄養する穿通枝が近づいてきたら，皮弁を移動させながら緊張のある組織を慎重に剝離する．皮弁周囲に緊張がなくなれば剝離操作を終了とする（図 4-b）．皮弁の挙上が終わったら，持続吸引ドレーンを皮弁側と皮弁採取側に留置して閉創する．

B．症　例

症例 3：19 歳，男性（図 4）
仙骨部の感染を伴う毛巣洞切除を行い，持続陰圧吸引による wound bed preparation を行った．壁の取り残しや感染がないことを確認した後に，大臀筋穿通枝皮弁で再建を行った．双葉皮弁をデザインして欠損部へ移植した．

症例 4：74 歳，男性（図 5）
肛門部の基底細胞癌に対して拡大切除後に大臀筋穿通枝皮弁で再建を行った．肛門部の 4 時から 7 時方向の間で肛門括約筋も一部含めて切除を行った．有茎の転移皮弁として欠損部へ移動させた．術後，肛門の拘縮はなく排便機能に問題はない．

術前後の管理

筆者らは，手術創が肛門に近く術後に便汚染の可能性がある場合は，術前日より経口腸管洗浄剤で前処理を行っておき，術後は食事を低残渣食に変更する．さらに症例によってはロペラミド塩酸塩を服用させて便を止めるようにしている．また，シールド目的で閉創後に創部にダーマボンド®を塗布している．持続吸引ドレーンの抜去は，基本的には排液量が 1 日 10〜20 ml 以下になる時期を

目安にするが，ベッド上の体動で皮弁がずれることを防ぐためにやや長期間ドレーンを留置する場合が多い．術後は高機能体圧分散マットレスを用いるようにし，体位は皮弁を圧迫しない体位として腹臥位や側臥位で体位変換を行う．また，創部が股関節に近い場合には，体位変換や清拭の際に股関節を屈曲させないように病棟看護師にも指示をしておく．創部が仙骨部にある患者では，観察を行いながら仰臥位は術後3週目くらいから開始し，同時にヘッドアップも30°から開始する．創部が坐骨部にある患者では，座位は，術後4週以降で再開していくようにしている．

まとめ

臀部における筋皮弁と穿通枝皮弁について筆者らの症例をもとに紹介した．大臀筋皮弁は，使用頻度は減ってはいるが，大臀筋は筋体量が豊富であり，血行豊富な組織を欠損部に充填したい時に有用である．臀部では穿通枝が豊富に存在しているため，臀部穿通枝皮弁はデザインや挙上部位が欠損部位に応じて選択でき，また挙上も容易であるので習得すべき皮弁の1つである．

参考文献

1) Maruyama, Y., et al.：A gluteus maximus myocutaneous island flap for the repair of a sacral decubitus ulcer. Br J Plast Surg. 33：150-155, 1980.
2) Scheflan, M., et al.：Gluteus maximus island musculocutaneous flap for closure of sacral and ischial ulcers. Plast Reconstr Surg. 68：533-538, 1981.
3) 湊　祐廣ほか：筋皮弁による坐骨部褥瘡修復後の長期観察結果．形成外科．29：409-418, 1986.
4) Kroll, S. S., et al.：Perforator-based flaps for low posterior midline defects. Plast Reconstr Surg. 81：561-566, 1988.
　　Summary　穿通枝皮弁に言及した初めての論文である．大臀筋からの穿通枝に関する記載あり．
5) Koshima, I., et al.：The gluteal perforator-based flap for repair of sacral pressure sores. Plast Reconstr Surg. 91：678-683, 1993.
6) 三鍋俊春：筋体を部分利用する大殿筋皮弁による褥瘡手術．形成外科．40：963-968, 1997.
7) 青　雅一：【穿通枝皮弁マニュアル】殿部穿通枝皮弁の挙上と応用．PEPARS. 37：60-67, 2010.
8) Cormack, G. C., et al.：The Arterial Anatomy of Skin Flaps, 2nd ed. Churchill Livingstone, Edinburgh, 1994.
9) Sasaki, K., et al.：Reconstruction of perianal skin defect using a V-Y advancement of bilateral gluteus maximus musculocutaneous flaps：reconstruction considering anal cleft and anal function. Br J Plast Surg. 52：471-475, 1999.

◆特集/再建外科で初心者がマスターすべき10皮弁

内側足底皮弁の基本とその応用

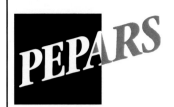

佐々木 薫[*1] 関堂 充[*2]

Key Words : 内側足底皮弁(medial plantar flap), 逆行性内側足底皮弁(reverse-flow medial plantar flap), 足底荷重部再建(weight-bearing plantar reconstruction), 内側足底動脈(medial plantar artery), 外側足底動脈(lateral plantar artery)

Abstract　内側足底皮弁は優れた耐用性を持つ皮弁であり,足底荷重部再建において極めて有用な皮弁である.この皮弁は後脛骨動脈の分枝である内側足底動脈を血管茎とした島状皮弁とすることが可能である.また内側足底神経を含めることにより知覚皮弁とすることもできる.内側足底皮弁はピボットポイントが足底内側にあるため踵部再建がよい適応であり足底遠位側・外側の再建には用いることができない.しかし,逆行性皮弁とすることで遠位側・外側に適応できるようになる.近位茎逆行性内側足底皮弁は,外側足底動脈からの血流による皮弁である.後脛骨動脈を切離し外側足底動脈と内側足底動脈の分岐部を温存することにより皮弁茎長が延長され,それにより足底遠位側,外側の被覆が可能となる.また遠位茎逆行性内側足底皮弁は足背動脈系と足底動脈系の交通枝を利用した皮弁であるが遠位側にピボットポイントがくることにより足底遠位側の再建に優れる皮弁である.

はじめに

足底皮膚は表層を厚い角質に覆われ,真皮と足底腱膜をつなぐ多くの線維性隔壁と,その間隙に含まれた豊富な脂肪組織により,外的刺激に対して優れた耐用性を持つ組織である.この特殊な皮膚構造を持つ内側足底皮弁は数ある皮弁の中で稀有な存在であり,足底荷重部再建において極めて有用な皮弁である.本稿では本皮弁の挙上に必要な解剖学的特徴,皮弁挙上方法,その応用につき述べる.

内側足底皮弁の歴史

1954年,Mir y Mir は踵部再建に内側足底の非荷重部を遠隔皮弁として用いた cross foot flap を報告した[1].1977年には足底荷重部の再建方法として内側足底部をドナーとする局所皮弁が Converse により成書に示された[2].しかしここでは内側足底皮膚を回転皮弁として用いており,内側足底動脈に関する血流支配の記述はなく,軸走型皮弁としての概念はなかったようである.1979年に Shanahan らは medial plantar sensory flap として踵部皮膚欠損の再建を報告した.その皮弁は内側足底動脈に栄養される軸走型の知覚皮弁として明記され,おそらくこの報告が現在の内側足底皮弁の概念を初めて提唱した文献であると思われる[3].そして,1981年に Harrison らは instep island neurovascular flap として内側足底皮弁を島状皮弁として用いることを報告した.

足底血管解剖

足底皮膚は主として後脛骨動脈系により栄養される(図1).後脛骨動脈は,まず脛骨内果後部の屈筋支帯下で踵骨枝を分枝した後,母趾外転筋起

[*1] Kaoru SASAKI, 〒305-8577 つくば市天王台1-1-1 筑波大学医学医療系形成外科,講師
[*2] Mitsuru SEKIDO, 同,教授

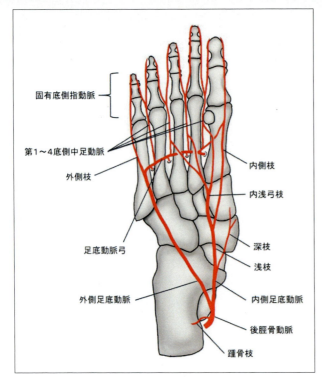

図 1.
足底の動脈の走行
後脛骨動脈は踵骨枝を出した後,内側足底動脈と外側足底動脈に分岐する.内側足底動脈は深枝,浅枝に分かれ,さらに浅枝は内浅弓枝,内側枝へと分岐する.中足動脈のレベルで足背動脈系と交通枝により繋がる.

始部近くで内側足底動脈と外側足底動脈とに分かれる.

内側足底動脈はその後浅枝,深枝,内側枝,内浅弓枝などに分かれていくが,そのバリエーションについて Adachi は浅枝が内側枝と内浅弓枝に分かれるものは 63%,深枝と内側枝が共通幹を有するものは 28%,内側足底動脈が深枝,内側枝,内浅弓枝の 3 本に分かれるものを 9% と述べている[4].

外側足底動脈は遠位側では足底動脈弓へと名称を変え,中足動脈のレベルで足背動脈系と交通枝により繋がる.この交通枝の存在は後述する逆行性内側足底皮弁の際に重要となるが,足底動脈弓以遠の前足部の動脈の分枝には複数のバリエーションが報告されている[5].

足底の静脈は後脛骨静脈から内側足底静脈,外側足底静脈など足底近位側では基本的に動脈に伴走しており,皮弁挙上時には動静脈を含めた茎として挙上しやすい.

神経は後脛骨動脈に伴走する後脛骨神経が内側足底神経,外側足底神経へと分岐し,動静脈の近傍を走行する.

皮弁挙上

1. 術前評価

術前に下腿,足部の瘢痕の有無を注意深く観察する.外傷の既往や全身血管疾患である糖尿病,閉塞性動脈硬化症などがある場合には術前に画像検査による主要血管の評価を行っておくことが望ましい.既往に問題がなかったとしてもドップラー血流計による血管走行,血流の状態を確認した方がよい.

2. 体位

仰臥位,腹臥位いずれでも皮弁挙上可能である.仰臥位では股関節外転外旋位,膝関節屈曲位とすることで下腿〜足部内側の観察が容易となる.その際屈曲した膝関節の下に枕などで高さを保持すると術野が安定しやすい.その際腓骨神経麻痺の発生に注意を払う必要がある.

腹臥位では股関節内旋位,膝関節軽度屈曲位として皮弁を挙上する.腹臥位は足底の病変に対する操作をしやすいが,皮弁挙上の点では仰臥位の方が肢位の保持,視野の展開が容易であり操作しやすいことが多い.

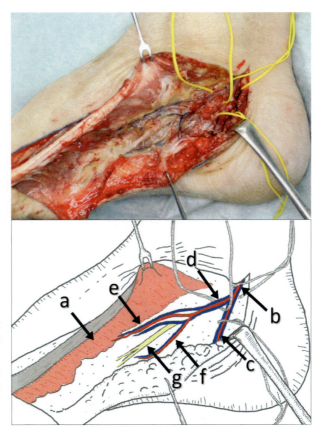

図 2.
皮弁内側から切開を行い，母趾外転筋(a)を基部で離断し展開した写真を示す．動脈は後脛骨動脈(b)，外側足底動脈(c)，内側足底動脈(d)，内側足底動脈の深枝(e)と浅枝(f)を認め，静脈はそれに伴走している．また，内側足底動脈深枝，浅枝の間を走る内側足底神経(g)を確認できる．

3．皮弁デザイン

皮弁は非荷重部にデザインする．荷重部に瘢痕がかかると瘢痕部の角質増生が誘発されやすく術後の疼痛の原因となり得る．したがって作成する皮弁は，外側では小趾外転筋部，前方では第1中足骨骨頭部，後方では踵部を越えないように必ず非荷重部内にデザインし，大きな皮弁が必要な場合は内側方向へ拡大するのがよい．

4．皮弁挙上

内側足底皮弁の挙上には，中枢から末梢へ剝離を進める方法と，逆に末梢から中枢へ剝離を進める方法の2つがある．我々は主に前者を好んで行っている．

中枢から末梢へ進める場合は，まず内果後方から皮弁内側部の皮膚切開を行う．内果後方で屈筋支帯を切開し後脛骨動脈を同定し，それを末梢へ剝離し，内側足底動脈，外側足底動脈の走行を確認する(図2)．その際母趾外転筋を切離することがあるが，閉創時になるべく修復する．この方法は皮弁内に確実に栄養血管を含んでいることを早い段階から確認しながら皮弁挙上ができることが最大の利点である．

皮弁内に血管を含むことを確認できた後に皮弁遠位側，外側，近位側の切開を行うが，遠位側では総底側趾神経の損傷に注意する．

皮弁に足底腱膜を含めるかどうかは移植部に厚みが必要かどうかで判断する．足底腱膜を含めない場合は，足底腱膜上で剝離挙上し内側枝のみを栄養血管とする．逆に足底腱膜を含める場合には，足底腱膜下で剝離挙上を行うが，その際の皮弁の栄養血管は内側枝に加え内浅弓枝も含まれる．ただし内側枝，内浅弓枝には太さ，走行に破格があり内側枝のみでは皮弁血行が安全とは言い切れない[6]との見解もあるため，我々は内側枝，内浅弓枝血流を温存し足底腱膜を皮弁に含めることが多い．

一方，末梢から剝離を進める場合は，まず皮弁遠位側に切開を加え，皮弁の遠位側で内側足底中隔を切離しながら，足底腱膜を挙上し，足底の筋群(短母趾外転筋，短母趾屈筋，長母趾屈筋，短趾

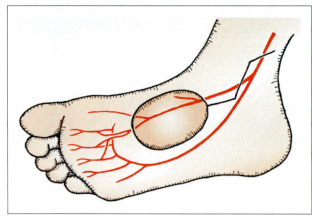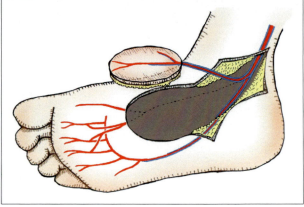

図 3. 順行性の内側足底皮弁
内側足底動静脈を茎とする島状皮弁を挙上できる．

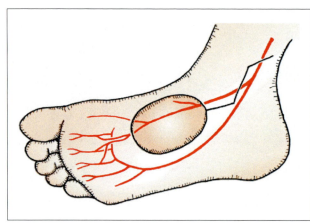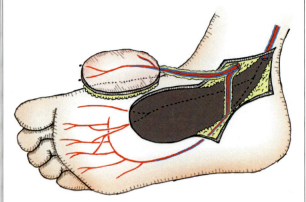

図 4. 近位茎逆行性内側足底皮弁
後脛骨動脈を切離し，外側足底動静脈を茎とする皮弁である．外側足底動静脈
部で逆行性となるため，血管茎周囲には可及的に軟部組織を含めるようにする．
皮弁茎長が延長されることにより，順行性の皮弁よりも遠位側，外側への皮弁
移動が可能になる．

屈筋)の表層を剥離し，足底腱膜下脂肪組織を皮弁に含めながら，末梢から中枢へ剥離を進めると皮弁が挙上される．

この方法は後脛骨動脈の剥離や母趾外転筋の切離が必ずしも必要でないことが利点である．母趾外転筋の外側から立ち上がってくる内側足底動脈をピボットポイントとするような場合に最も適している．我々は，後脛骨動脈は開存しているが近位側の瘢痕などで中枢側からの剥離に難渋しそうな際にこの方法を用いている．

内側足底皮弁の応用

順行性の内側足底皮弁は血管茎を動静脈のみとし島状皮弁にすることができる(図3)．そのピボットポイントは足底近位側であり，踵部など足底近位側の再建によい適応があるが，足部遠位側・外側の再建には不向きである．しかし逆行性皮弁とすることで，遠位側・外側にも対応できる．その逆行性皮弁は近位茎と遠位茎の2つに分けられる．

1．逆行性内側足底皮弁

A．近位茎

外側足底動脈を茎とする皮弁である(図4)．1991年，Martin らにより初めて発表された方法である[7]．内側足底動脈と外側足底動脈の分岐を温存し後脛骨動脈を切離することで外側足底動脈

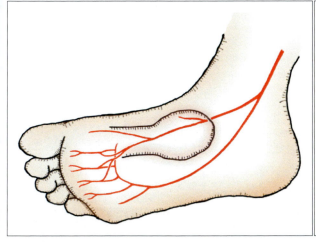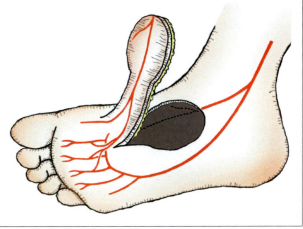

図 5. 遠位茎逆行性内側足底皮弁
内側足底動脈近位側を切離し，遠位側を茎とする皮弁である．皮弁内に内側足底動脈内浅弓枝，内側枝を含め，足背動脈系と足底動脈系の交通枝を介した血流に栄養される．足部遠位側の被覆が可能となる．

が茎となり皮弁茎長が延長される．それにより順行性の皮弁よりも遠位側，外側への皮弁移動が可能になる．

その動脈血流は足底動脈弓から外側足底動脈を逆行し，内側足底動脈内で順行性となり皮弁に血流を供給する．また静脈血流も同様に内側足底静脈は順行性，外側足底静脈部で逆行性となる．逆行性の範囲は外側足底動静脈部のみであり，後述する遠位茎のものよりその範囲が狭いことがこの皮弁の利点の1つとされている[8]．

皮弁挙上に際しては，順行性内側足底皮弁と同様に挙上するが，血管茎周囲，特に逆行性となる外側足底動静脈周囲に十分な軟部組織を残す必要がある．順行性の範囲が狭いことがこの皮弁の利点であるが，術中皮弁うっ血により後脛骨静脈と足背静脈を吻合した報告があるため[9]，静脈吻合を行える準備をしておく必要がある．

本皮弁は足底遠位側，外側に適応があるが，外側への移動量の方がやや大きい傾向がある．

B．遠位茎

内側足底動脈近位側を切離し，遠位側を茎とする皮弁である(図5)．

その皮弁の血行動態について，坂村らは内側足底動脈内側枝と第一底側中足動脈の交通を利用した皮弁，また総底側趾動脈と底側中足動脈の交通を利用した皮弁が可能であるとし[10]，川上らは足底動脈弓と第1固有趾動脈の2経路を利用した皮弁が作成できると述べている[11]．

この皮弁は，皮弁茎全域で逆行性となるが，茎となる遠位側の軟部組織を幅広く残すことによりうっ血のリスクを回避できる．逆に言えば，皮弁茎部の皮膚切開は皮下の浅層までにとどめておいた方が安全である．皮弁挙上の際は皮弁内側から剥離を行い内側足底動脈，内浅弓枝，内側枝を確認する．内浅弓枝のみを血管柄とすることも可能であるとの報告もあるが[12]，我々はなるべく多くの枝を含めた方が安全であると考えている．本皮弁は母趾球部近位側あたりにピボットポイントがくるため足部遠位側に適応がある．

順行性内側足底皮弁，遠位・近位茎逆行性内側足底皮弁により足底荷重部のほぼすべての範囲が理論的には再建可能となる．

2．遊離皮弁

内側足底皮弁は遊離皮弁としての利用も可能である．その皮弁の耐用性から対側足底荷重部再建や，色・質感の適合性から手掌部再建に用いられる．しかし対側足底再建の際には健側足底がドナーとなるため，適応は慎重に検討すべきである．また大きな欠損に対しては，足底以外の遊離皮弁で再建を行う報告も多い[13]．

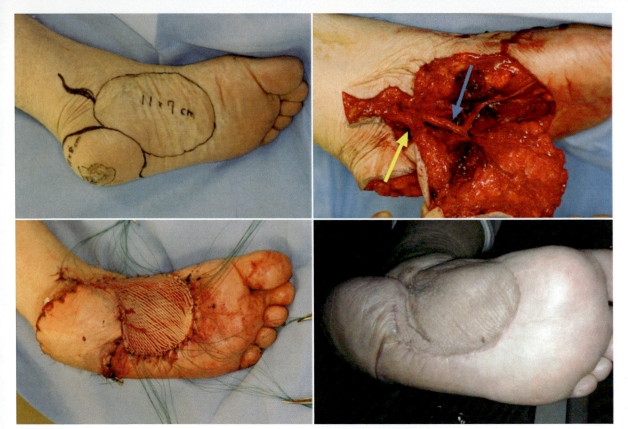

図 6. 症例 1：77 歳，女性．左踵部悪性黒色腫
a：拡大切除，内側足底皮弁による再建を計画し，その術前デザイン
　を示す．
b：術中画像．内側足底動脈浅枝（黄矢印）と内側足底神経（青矢印）の
　分枝を皮弁に含めた．また足底腱膜も皮弁に付着させた．
c：術直後．皮弁採取部は分層植皮を行った．
d：術後 18 か月．踵部形態は良好で潰瘍形成などは認めない．

a|b
c|d

症　例

症例 1：77 歳，女性．内側足底皮弁による踵部再建

左踵部悪性黒色腫に対して拡大切除，内側足底皮弁による再建を行った（図 6）．足底非荷重部に 11×7 cm の皮弁をデザインし，皮弁内側から皮弁を挙上した．内側足底動脈浅枝と内側足底神経の分枝を皮弁に含め，さらに足底腱膜も皮弁に付着させた．皮弁採取部は分層植皮により創閉鎖を行った．術後 18 か月，踵部の形態は良好で，潰瘍形成などは認めなかった．

症例 2：19 歳，男性．近位茎逆行性内側足底皮弁による足底外側部再建

二分脊椎，尖足，内反足の既往のある患者で，熱傷を契機に形成した足底難治性潰瘍を認めた．保存療法に抵抗性であったため，外側足底動脈を茎とする逆行性内側足底皮弁を計画した．6×5 cm の外側足底動脈を茎とする逆行性内側足底皮弁をデザインした．皮弁は内側から挙上したが，術中皮弁がうっ血を呈したため足背静脈と，後脛骨静脈遠位端とで静脈吻合を行った．皮弁採取部は分層植皮により創閉鎖を行った．術後 6 か月で潰瘍形成などは認めなかった．

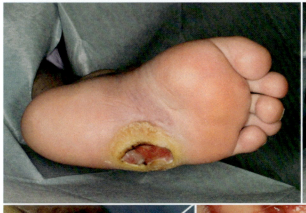
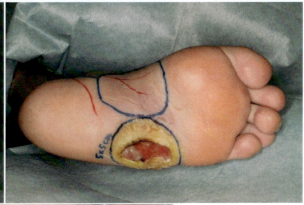
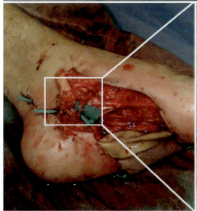
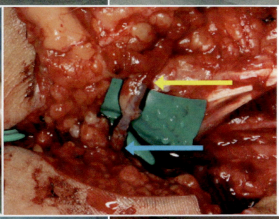
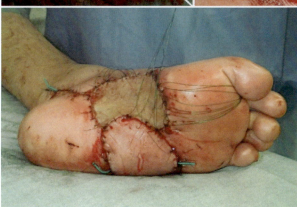
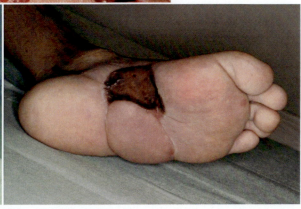

図 7．症例 2：19 歳，男性．足底難治性潰瘍
a：熱傷を契機に足底難治性潰瘍となった．
b：6×5 cm の外側足底動脈を茎とする逆行性内側足底皮弁をデザインした．
c：皮弁を挙上したが，皮弁がうっ血を呈したため遠位側で切離し反転した足背静脈(黄矢印)と後脛骨静脈遠位断端(青矢印)とで静脈吻合を行った．
d：皮弁採取部は分層植皮を行った．
e：術後 6 か月．潰瘍形成などは認めない．

まとめ

内側足底皮弁の血管解剖,皮弁挙上方法,2種類の逆行性内側足底皮弁について述べた.

参考文献

1) Mir y Mir, L.：Functional graft of the heel. Plast Reconstr Surg. **14**：444-450, 1954.
   Summary 足底荷重部再建に非荷重部組織を用いることを最初に述べたものであり,踵部を対側の内側足底皮弁を交叉皮弁として用いた論文.

2) Converse, J. M.：Reconstructive Plastic Surgery, Vol 7. 3534-3535 Saunders, Philadelphia, 1977.
   Summary 踵部再建に同側の内側足底組織を局所皮弁として用いた報告.

3) Shanahan, R. E., et al.：Medial plantar sensory flap for coverage of heel defects. Plast Reconstr Surg. **64**：295-298, 1979.
   Summary 内側足底皮弁を内側足底動脈による軸走型の皮弁として初めて報告した論文.

4) Adachi, B.：Das Arteriensystem der Japaner. 215-291, Maruzen, Kyoto, 1928.
   Summary 内側足底動脈の分枝のバリエーションに関して述べた論文で,よく引用されている.

5) Cormack, G. C.：The arterial anatomy of skin flaps. 260-267, Churchill Livingstone, London, 1994.
   Summary 足底の血管,神経走行について詳細に記述されている.

6) 小林誠一郎ほか：神経付き内側足底皮弁. 形成外科. **33**：1061-1069, 1990.
   Summary 詳細なシェーマを用いた内側足底皮弁の挙上方法と知覚皮弁作成における神経の処理方法を述べている.

7) Martin, D., et al.：Le lambeau plantaire interne sur pédicule plantaire externe；Un moyon de couverture utilisable sur toute la surface du pied. Ann Chir Plast Esthet. **36**：544-548, 1991
   Summary 外側足底動脈を茎とする逆行性内側足底皮弁を初めて報告したフランス語の論文.

8) 升岡 健ほか：外側足底動脈を茎とした逆行性内側足底皮弁. 形成外科. **42**：947-952, 1999.
   Summary 本邦において外側足底動脈を茎とする逆行性内側足底皮弁を初めて報告した論文.

9) 佐々木 薫ほか：外側足底動脈を茎にした逆行性内側足底皮弁の2例. 日本マイクロ会誌. **28**：125-129, 2015.
   Summary 外側足底動脈を茎とする逆行性内側足底皮弁において皮弁うっ血を生じ,足背静脈と静脈吻合を行った症例を含む2例の症例報告.

10) 坂村律生ほか：【足底再建：術式と問題点】内側足底皮弁および逆行性内側足底皮弁による足底再建. 形成外科. **46**：1009-1018, 2003.
    Summary 内側足底皮弁と遠位茎逆行性内側足底皮弁について述べた論文. 足底解剖,手術手技が詳細に記述されている.

11) 川上重彦ほか：Distally based median plantar flap を用いた足底部前1/3の再建. 形成外科. **31**：698-703, 1988.
    Summary 遠位茎内側足底皮弁を述べた論文である. 2経路の血管茎に栄養される安全な皮弁として,足底遠位側の再建に有用であると述べている.

12) 坂村律生ほか：逆行性内側足底皮弁による足底再建；荷重状態と知覚についての検討による術後評価. 日形会誌. **17**：551-557, 1997.
    Summary 遠位茎逆行性内側足底皮弁の5症例について知覚を中心に術後評価を行い,知覚皮弁でなくても有用な皮弁であることを述べた論文.

13) 田中克己ほか：【遊離皮弁による四肢再建のコツ】遊離皮弁を用いた足底荷重部再建の実際. PEPARS. **17**：33-42, 2007.
    Summary 広範囲足底再建における遊離皮弁の重要性を述べた文献.

新刊書籍

みみ・はな・のど
感染症への上手な抗菌薬の使い方
―知りたい、知っておきたい、知っておくべき使い方―

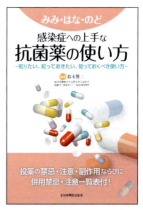

編集　鈴木賢二
　　　藤田保健衛生大学医学部名誉教授
　　　医療法人尚徳会ヨナハ総合病院院長

B5判　136頁　定価5,200円＋税　2016年4月発行

まずは押さえておきたい1冊!!

耳鼻咽喉科領域の主な感染症における抗菌薬の使用法について、使用にあたり考慮すべき点、疾患の概念、診断、治療等を交えながら、各分野のエキスパート達が詳しく解説！

投薬の禁忌・注意・副作用ならびに併用禁忌・注意一覧表付き

■目　次■

I．これだけは"知りたい"抗菌薬の使い方
1．PK/PDを考慮した使い方
2．耳鼻咽喉科領域の感染症治療薬と併用薬との薬物相互作用
3．乳幼児・小児への使い方
4．高齢者への使い方
5．妊婦、授乳婦への使い方
6．肝腎機能を考慮した使い方

II．これだけは"知っておきたい"抗菌薬の使い方
1．慢性中耳炎
2．慢性鼻副鼻腔炎
3．慢性扁桃炎、習慣性扁桃炎
4．咽喉頭炎
5．唾液腺炎

III．これだけは"知っておくべき"抗菌薬の使い方
1．急性中耳炎
2．急性鼻副鼻腔炎
3．急性扁桃炎
4．扁桃周囲炎、扁桃周囲膿瘍
5．喉頭蓋炎
6．蜂窩織炎
7．深頸部膿瘍

索　引

投薬の禁忌・注意・副作用ならびに併用禁忌・注意一覧

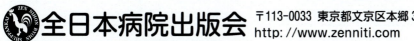

全日本病院出版会　〒113-0033　東京都文京区本郷3-16-4　Tel：03-5689-5989
http://www.zenniti.com　Fax：03-5689-8030
お求めはお近くの書店または弊社ホームページまで！

本邦初の「瘢痕・ケロイド治療」専門雑誌！

瘢痕・ケロイド治療ジャーナル

編集／**瘢痕・ケロイド治療研究会**

形成外科、皮膚科、放射線科など、関係各科の最新知見が満載！
バックナンバー大好評発売中！

No. 10
2016年8月発行　オールカラー　80頁　定価3,300円＋税
第10回瘢痕・ケロイド治療研究会講演集
- パネルディスカッション
「JSW Scar Scale の改訂―治療ガイドライン作成に向けて―第2回」

No. 9
2015年9月発行　オールカラー　84頁　定価3,300円＋税
特集パネルディスカッション「JSW Scar Scale の改訂・治療ガイドライン作成に向けて」

No. 8
2014年6月発行　オールカラー　84頁　定価3,300円＋税
特集パネルディスカッション「ケロイド・肥厚性瘢痕の外科的治療―手術は是か非か？―」
「我が教室の瘢痕・創傷治癒研究史―Where are we going？―」

No. 7
2013年7月発行　オールカラー　60頁　定価3,300円＋税
特別講演「両生類の皮膚再生と四肢再生の関係から見る，両生類再生研究の哺乳類への応用の可能性」

No. 6
2012年7月発行　オールカラー　84頁　定価3,300円＋税
特集パネルディスカッション「ケロイド・肥厚性瘢痕 分類・評価表 2011―JSW Scar Scale 2011―」

No. 5
2011年8月発行　オールカラー　116頁　定価3,600円＋税
特集パネルディスカッション「ケロイドと肥厚性瘢痕の分類と評価―瘢痕・ケロイド治療研究会の試み―」

No. 4
2010年6月発行　オールカラー　140頁　定価3,600円＋税
特集パネルディスカッション「傷跡はどこまでなおせるか―美容的瘢痕治療の最前線―」
「臓器別線維化疾患の治療戦略―線維化疾患という観点からケロイドを考える―」

No. 3
2009年3月発行　オールカラー　76頁　定価3,300円＋税
特集パネルディスカッション「ケロイドの分類2008」

No. 2
2008年3月発行　オールカラー　124頁　定価3,600円＋税
特集パネルディスカッション「瘢痕・ケロイドに対する新しい治療の可能性」「ケロイドの分類」

(株)全日本病院出版会　〒113-0033　東京都文京区本郷3丁目16-4
TEL：03-5689-5989　　FAX：03-5689-8030
おもとめはお近くの書店または弊社ホームページ　http://www.zenniti.com　まで！

2015-2016 日本医書出版協会・認定書店一覧

日本医書出版協会では下記書店を医学書の専門店・販売店として認定しております。本協会認定証のある書店では，医学・看護書に関する専門的知識をもった経験豊かな係員が皆様のご購入に際して，ご相談やお問い合わせに応えさせていただきます。

また正確で新しい情報を常にキャッチし，見やすい商品構成などにも心がけて皆様をお迎えいたします。医学書・看護書をご購入の際は，お気軽に，安心して認定店をご利用賜りますようご案内申し上げます。

■ 認定医学書専門店

＊医学書専門店の全店舗(本・支店，営業所，外商部)が認定店です。

北海道	東京堂書店	東京	明文館書店	新潟	西村書店	島根	島根井上書店
	昭和書房		鳳文社	静岡	ガリバー	岡山	泰山堂書店
宮城	アイエ書店		文光堂書店	愛知	大竹書店	広島	井上書店
山形	髙陽堂書店		医学堂書店	三重	ワニコ書店	山口	井上書店
茨城	二森書店		東邦稲垣書店	京都	辻井書院	徳島	久米書店
栃木	廣川書店		文進堂書店	大阪	関西医書	福岡	九州神陵文庫
	大学書房	神奈川	鈴文堂		ワニコ書店	熊本	金龍堂
群馬	廣川書店	長野	明倫堂書店	兵庫	神陵文庫	宮崎	田中図書販売
千葉	志学書店	新潟	考古堂書店	奈良	奈良栗田書店	沖縄	考文堂

■ 認定医学書販売店

北海道	丸善 ・札幌支店	東京	オリオン書房 ・ノルテ店	京都	大垣書店 ・イオンモールKYOTO店
	紀伊國屋書店 ・札幌本店	神奈川	有隣堂 ・本店医学書センター ・書籍外商部医書営業課 ・医学書センター北里大学病院店 ・横浜駅西口店医学書センター	大阪	紀伊國屋書店 ・梅田本店 ・グランフロント大阪店
岩手	東山堂 ・北日本医学書センター				ジュンク堂書店 ・大阪本店
宮城	丸善 ・仙台支店 ・仙台アエル店		丸善 ・ラゾーナ川崎店		MARUZEN&ジュンク堂書店 ・梅田店
秋田	加賀谷書店 ・外商部	富山	中田図書販売 ・本店 ・外商部 ・富山大学杉谷キャンパス売店	香川	宮脇書店 ・本店 ・外商部 ・香川大学医学部店
福島	岩瀬書店 ・外商センター ・富久山店	石川	明文堂書店 ・金沢ビーンズ	愛媛	新丸三書店 ・本店／外商部 ・愛媛大学医学部店
茨城	ACADEMIA ・イーアスつくば店	福井	勝木書店 ・外商部 ・福井大学医学部売店	高知	金高堂 ・本店 ・外商センター ・高知大学医学部店
埼玉	佃文教堂	静岡	谷島屋 ・浜松本店 ・浜松医科大学売店		
東京	三省堂書店 ・神保町本店			福岡	丸善 ・福岡支店
	ジュンク堂書店 ・池袋本店		吉見書店 ・外商部		ジュンク堂書店 ・福岡店
	紀伊國屋書店 ・新宿本店新宿医書センター ・新宿南店	愛知	丸善 ・名古屋支店 ・名古屋本店	沖縄	ジュンク堂書店 ・那覇店
	丸善 ・丸の内本店 ・東京支店		三省堂書店 ・名古屋高島屋店		

2016.02作成

一般社団法人
日本医書出版協会
http://www.medbooks.or.jp/

〒113-0033
東京都文京区本郷5-1-13 KSビル7F
TEL (03)3818-0160　FAX (03)3818-0159

FAXによる注文・住所変更届け

改定：2015年1月

毎度ご購読いただきましてありがとうございます．
読者の皆様方に小社の本をより確実にお届けさせていただくために，FAX でのご注文・住所変更届けを受けつけております．この機会に是非ご利用ください．

◎ご利用方法
　FAX 専用注文書・住所変更届けは，そのまま切り離して FAX 用紙としてご利用ください．また，注文の場合手続き終了後，ご購入商品と郵便振替用紙を同封してお送りいたします．**代金が 5,000 円をこえる場合，代金引換便とさせて頂きます**．その他，申し込み・変更届けの方法は電話，郵便はがきも同様です．

◎代金引換について
　本の代金が 5,000 円をこえる場合，代金引換とさせて頂きます．配達員が商品をお届けした際に，現金またはクレジットカード・デビットカードにて代金を配達員にお支払い下さい(本の代金＋消費税＋送料)．(※年間定期購読と同時に 5,000 円をこえるご注文を頂いた場合は代金引換とはなりません．郵便振替用紙を同封して発送いたします．代金後払いという形になります．送料は定期購読を含むご注文の場合は頂きません)

◎年間定期購読のお申し込みについて
　年間定期購読は，1年分を前金で頂いておりますため，代金引換とはなりません．郵便振替用紙を本と同封または別送いたします．送料無料，また何月号からでもお申込み頂けます．
　毎年末，次年度定期購読のご案内をお送りいたしますので，定期購読更新のお手間が非常に少なく済みます．

◎住所変更届けについて
　年間購読をお申し込みされております方は，その期間中お届け先が変更します際，必ずご連絡下さいますようよろしくお願い致します．

◎取消，変更について
　取消，変更につきましては，お早めに FAX，お電話でお知らせ下さい．
　返品は，原則として受けつけておりませんが，返品の場合の郵送料はお客様負担とさせていただきます．その際は必ず小社へご連絡ください．

◎ご送本について
　ご送本につきましては，ご注文がありましてから約1週間前後とみていただきたいと思います．お急ぎの方は，ご注文の際にその旨をご記入ください．至急送らせていただきます．2～3日でお手元に届くように手配いたします．

◎個人情報の利用目的
　お客様から収集させていただいた個人情報，ご注文情報は本サービスを提供する目的(本の発送，ご注文内容の確認，問い合わせに対しての回答等)以外には利用することはございません．

　その他，ご不明な点は小社までご連絡ください．

株式会社　全日本病院出版会　〒113-0033　東京都文京区本郷 3-16-4-7F
電話 03(5689)5989　FAX 03(5689)8030　郵便振替口座 00160-9-58753

FAX 専用注文書

形成・皮膚1610

年　　月　　日

○印	PEPARS	定価(税込)	冊数
	2017年1月～12月定期購読(No.121～132；年間12冊)(送料弊社負担)	41,256円	
	PEPARS No.111　形成外科領域におけるレーザー・光・高周波治療	5,400円	
	PEPARS No.100　皮膚外科のための皮膚軟部腫瘍診断の基礎	5,400円	
	PEPARS No.99　美容外科・抗加齢医療―基本から最先端まで―	5,400円	
	バックナンバー(号数と冊数をご記入ください) No.		

○印	Monthly Book Derma.	定価(税込)	冊数
	2017年1月～12月定期購読(No.252～264；年間13冊)(送料弊社負担)	40,932円	
	MB Derma. No.249　こんなとき困らない　皮膚科救急マニュアル 新刊	5,184円	
	MB Derma. No.242　皮膚科で診る感染症のすべて	5,832円	
	MB Derma. No.236　実践　子ども皮膚科外来	5,184円	
	バックナンバー(号数と冊数をご記入ください) No.		

○印	瘢痕・ケロイド治療ジャーナル		
	バックナンバー(号数と冊数をご記入ください) No.		

○印	書籍	定価(税込)	冊数
	カラーアトラス　爪の診療実践ガイド 新刊	7,776円	
	睡眠からみた認知症診療ハンドブック―早期診断と多角的治療アプローチ― 新刊	3,780円	
	そこが知りたい　達人が伝授する日常皮膚診療の極意と裏ワザ 新刊	12,960円	
	肘実践講座　よくわかる野球肘　肘の内側部障害―病態と対応―	9,180円	
	みみ・はな・のど感染症への上手な抗菌薬の使い方	5,616円	
	創傷治癒コンセンサスドキュメント―手術手技から周術期管理まで―	4,320円	
	複合性局所疼痛症候群(CRPS)をもっと知ろう	4,860円	
	カラーアトラス　乳房外Paget病―その素顔―	9,720円	
	スキルアップ！ニキビ治療実践マニュアル	5,616円	

○	書名	定価	冊数	○	書名	定価	冊数
	今さら聞けない！小児のみみ・はな・のど診療Q&A I巻	6,264円			今さら聞けない！小児のみみ・はな・のど診療Q&A I巻	6,264円	
	超アトラス眼瞼手術―眼科・形成外科の考えるポイント―	10,584円			実践アトラス　美容外科注入治療	8,100円	
	イチから知りたいアレルギー診療	5,400円			イチからはじめる　美容医療機器の理論と実践	6,480円	
	見落とさない！見間違えない！この皮膚病変	6,480円			アトラスきずのきれいな治し方　改訂第二版	5,400円	
	図説　実践手の外科治療	8,640円			腋臭症・多汗症治療実践マニュアル	5,832円	
	使える皮弁術　上巻	12,960円			使える皮弁術　下巻	12,960円	
	匠に学ぶ皮膚科外用療法	7,020円			目で見る口唇裂手術	4,860円	
	多血小板血漿(PRP)療法入門	4,860円			すぐに役立つ日常皮膚診療における私の工夫	10,800円	

お名前　フリガナ　　　　　　　　　　　　　　㊞　　診療科

ご送付先　〒　　-　　　　□自宅　　□お勤め先

電話番号　　　　　　　　　　　　　　□自宅　□お勤め先

バックナンバー・書籍合計5,000円以上のご注文は代金引換発送になります

―お問い合わせ先―
㈱全日本病院出版会営業部
電話　03(5689)5989
FAX　03(5689)8030

年　月　日

住所変更届け

お名前	フリガナ

お客様番号		毎回お送りしています封筒のお名前の右上に印字されております8ケタの番号をご記入下さい。

新お届け先	〒　　　　都道府県

新電話番号	（　　　）

変更日付	年　月　日より	月号より

旧お届け先	〒

※ 年間購読を注文されております雑誌・書籍名に✓を付けて下さい。

- ☐ Monthly Book Orthopaedics（月刊誌）
- ☐ Monthly Book Derma.（月刊誌）
- ☐ 整形外科最小侵襲手術ジャーナル（季刊誌）
- ☐ Monthly Book Medical Rehabilitation（月刊誌）
- ☐ Monthly Book ENTONI（月刊誌）
- ☐ PEPARS（月刊誌）
- ☐ Monthly Book OCULISTA（月刊誌）

FAX 03-5689-8030

全日本病院出版会行

PEPARS 大好評特集号のご案内

PEPARS No.111 16年3月増大号
オールカラー　132頁　定価5,000円＋税

形成外科領域における レーザー・光・高周波治療
編集／東海大学准教授　河野太郎

疾患別に治療のコツ、ポイントを整理して解説！
形成外科、皮膚科など、レーザーを扱うドクター必読の虎の巻！

■目次■
- 毛細血管奇形(単純性血管腫)の標準的レーザー治療　野村　正ほか
- 乳児血管腫に対する最近のレーザー治療　横尾和久ほか
- 毛細血管拡張症のレーザー治療　山下理絵ほか
- 太田母斑の標準的レーザー治療　堀　圭二朗ほか
- 異所性蒙古斑のレーザー治療　今川孝太郎ほか
- 扁平母斑のレーザー治療　王丸陽光ほか
- 黒子の標準的炭酸ガスレーザー治療　尾崎　峰ほか
- 老人性色素斑の標準的レーザー治療　木村広美ほか
- 脂漏性角化症の標準的レーザー治療　南　史歩ほか
- 機器によるシワ治療(フラクショナルレーザーを中心に)　大城貴史ほか
- ウルセラ(HIFU)によるたるみ治療　石川浩一
- 成熟瘢痕の高周波治療　山本有紀ほか
- 肥厚性瘢痕のレーザー治療　小川　令
- Coolsculptingによる冷却脂肪融解術─3施設共同調査報告─　青木　律ほか
- 刺青のレーザー治療　葛西健一郎

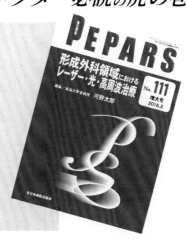

シミ・肝斑 治療マニュアル
No.110　16年2月通常号
オールカラー　定価3,000円＋税

編集／湘南鎌倉総合病院部長　山下理絵

シミ・肝斑治療の決定版！

■目次■
<肝　斑>
- シミ治療の現状　山下理絵ほか
- 肝斑の病態と鑑別診断　船坂陽子

<肝斑治療>
- 内服治療の選択：トラネキサム酸はなぜ効くか　乃木田俊辰
- 外用治療の選択：何をどう使うか　吉村浩太郎
- レーザートーニングとは　近藤謙司ほか
- レーザートーニング：エビデンスの現状　加王文祥
- レーザートーニングの治療効果における病理組織学的検討　上中智香子ほか
- レーザートーニングはなぜ効くか，私はこう考える(1)　中野俊二
- レーザートーニングはなぜ効くか，私はこう考える(2)　宮田成章
- レーザートーニングによる合併症の経験と対策　黄　聖琥ほか
- 肝斑の治療戦略：肝斑の本質を考慮した保存的治療の重要性　葛西健一郎
- 難治性肝斑の治療戦略　榎堀みき子

肝斑治療と真剣に向き合う1冊です！

(株)全日本病院出版会　〒113-0033　東京都文京区本郷3-16-4
TEL：03-5689-5989　FAX：03-5689-8030
お求めはお近くの書店または弊社ホームページ(http://www.zenniti.com)まで！

PEPARS

2007 年
- No. 14 縫合の基本手技 【増大号】
  編集／山本有平

2010 年
- No. 37 穿通枝皮弁マニュアル 【増大号】
  編集／木股敬裕

2011 年
- No. 51 眼瞼の退行性疾患に対する眼形成外科手術 【増大号】
  編集／村上正洋・矢部比呂夫
- No. 54 形成外科手術 麻酔パーフェクトガイド
  編集／渡辺克益
- No. 58 Local flap method
  編集／秋元正宇

2012 年
- No. 61 救急で扱う顔面外傷治療マニュアル
  編集／久徳茂雄
- No. 62 外来で役立つ にきび治療マニュアル
  編集／山下理絵
- No. 65 美容外科的観点から考える口唇口蓋裂形成術
  編集／百束比古
- No. 66 Plastic Handsurgery 形成手外科
  編集／平瀬雄一
- No. 67 ボディの美容外科
  編集／倉片 優
- No. 68 レーザー・光治療マニュアル
  編集／清水祐紀
- No. 69 イチから始めるマイクロサージャリー
  編集／上田和毅
- No. 70 形成外科治療に必要なくすりの知識
  編集／宮坂宗男
- No. 71 血管腫・血管奇形治療マニュアル
  編集／佐々木 了
- No. 72 実践的局所麻酔―私のコツ―
  編集／内田 満

2013 年
- No. 73 形成外科における MDCT の応用
  編集／三鍋俊春
- No. 75 ここが知りたい！顔面の Rejuvenation
  ―患者さんからの希望を中心に― 【増大号】
  編集／新橋 武
- No. 76 Oncoplastic Skin Surgery
  ―私ならこう治す！
  編集／山本有平
- No. 77 脂肪注入術と合併症
  編集／市田正成
- No. 78 神経修復法―基本知識と実践手技―
  編集／柏 克彦
- No. 79 褥瘡の治療 実践マニュアル
  編集／梶川明義
- No. 80 マイクロサージャリーにおける合併症とその対策
  編集／関堂 充
- No. 81 フィラーの正しい使い方と合併症への対応
  編集／征矢野進一
- No. 82 創傷治療マニュアル
  編集／松崎恭一
- No. 83 形成外科における手術スケジュール
  ―エキスパートの周術期管理―
  編集／中川雅裕
- No. 84 乳房再建術 update
  編集／酒井成身

2014 年
- No. 85 糖尿病性足潰瘍の局所治療の実践
  編集／寺師浩人
- No. 86 爪―おさえておきたい治療のコツ―
  編集／黒川正人
- No. 87 眼瞼の美容外科 手術手技アトラス 【増大号】
  編集／野平久仁彦
- No. 88 コツがわかる！形成外科の基本手技
  ―後期臨床研修医・外科系医師のために―
  編集／上田晃一
- No. 89 口唇裂初回手術
  ―最近の術式とその中期的結果―
  編集／杠 俊介
- No. 90 顔面の軟部組織損傷治療のコツ
  編集／江口智明
- No. 91 イチから始める手外科基本手技
  編集／高見昌司
- No. 92 顔面神経麻痺の治療 update
  編集／田中一郎
- No. 93 皮弁による難治性潰瘍の治療
  編集／亀井 譲
- No. 94 露出部深達性熱傷・後遺症の手術適応と治療法
  編集／横尾和久
- No. 95 有茎穿通枝皮弁による四肢の再建
  編集／光嶋 勲

バックナンバー一覧

No. 96	口蓋裂の初回手術マニュアル
	―コツと工夫―
	編集/土佐泰祥

2015年
No. 97	陰圧閉鎖療法の理論と実際
	編集/清川兼輔
No. 98	臨床に役立つ 毛髪治療 update
	編集/武田 啓
No. 99	美容外科・抗加齢医療
	―基本から最先端まで― 増大号
	編集/百束比古
No. 100	皮膚外科のための皮膚軟部腫瘍診断の基礎 臨時増大号
	編集/林 礼人
No. 101	大腿部から採取できる皮弁による再建
	編集/大西 清
No. 102	小児の頭頸部メラニン系あざ治療のストラテジー
	編集/渡邊彰二
No. 103	手足の先天異常はこう治療する
	編集/福本恵三
No. 104	これを読めばすべてがわかる!骨移植
	編集/上田晃一
No. 105	鼻の美容外科
	編集/菅原康志
No. 106	thin flap の整容的再建
	編集/村上隆一
No. 107	切断指再接着術マニュアル
	編集/長谷川健二郎
No. 108	外科系におけるPC活用術
	編集/秋元正宇

2016年
No. 109	他科に学ぶ形成外科に必要な知識
	―頭部・顔面編―
	編集/吉本信也
No. 110	シミ・肝斑治療マニュアル
	編集/山下理絵
No. 111	形成外科領域におけるレーザー・光・高周波治療 増大号
	編集/河野太郎
No. 112	顔面骨骨折の治療戦略
	編集/久徳茂雄
No. 113	イチから学ぶ!頭頸部再建の基本
	編集/橋川和信
No. 114	手・上肢の組織損傷・欠損 治療マニュアル
	編集/松村 一
No. 115	ティッシュ・エキスパンダー法 私の工夫
	編集/梶川明義
No. 116	ボツリヌストキシンによる美容治療 実践講座
	編集/新橋 武
No. 117	ケロイド・肥厚性瘢痕の治療
	―我が施設(私)のこだわり―
	編集/林 利彦

各号定価 3,240 円. ただし, No. 14, 37, 51, 75, 87, 99, 100, 111 は増大号のため, 定価 5,400 円.
在庫僅少品もございます. 品切の場合はご容赦ください.

(2016年10月現在)

本頁に掲載されていないバックナンバーにつきましては, 弊社ホームページ(http://www.zenniti.com)をご覧下さい.

全日本病院出版会　検索

2017年 年間購読 受付中!
年間購読料　41,256円(消費税込)(送料弊社負担)
(通常号11冊, 増大号1冊: 合計12冊)

次号予告

慢性皮膚潰瘍の治療

No.119（2016年11月号）
編集／東北大学教授　　　館　正弘

足部深部感染症に対する整形外科的治療…………………………………………………	森　武男ほか
褥瘡の外科的治療………………………	小坂　正明
膠原病，血管炎に伴う皮膚潰瘍と壊疽性膿皮症………………………	神林　由美ほか
静脈性潰瘍………………………………	八巻　隆ほか
糖尿病性神経障害の足病変に対する外科治療…………………………	菊池　守
TCC について…………………………	大浦　紀彦
Wound bed preparation の新展開 ………………………	市岡　滋
CLI の内科的治療………………………	横井　宏佳
CLI の血管外科的治療…………………	古屋　敦宏ほか
CLI における形成外科的治療…………	田中　嘉雄ほか

編集顧問：栗原邦弘	東京慈恵会医科大学前教授
中島龍夫	慶應義塾大学名誉教授
編集主幹：百束比古	日本医科大学名誉教授
光嶋　勲	東京大学教授
上田晃一	大阪医科大学教授

No.118　編集企画：
　　関堂　充　筑波大学教授

PEPARS No.118
2016 年 10 月 10 日発行（毎月 1 回 10 日発行）
定価は表紙に表示してあります．
Printed in Japan

Ⓒ ZEN・NIHONBYOIN・SHUPPANKAI, 2016

発行者　末定　広光
発行所　株式会社　全日本病院出版会
〒113-0033　東京都文京区本郷 3 丁目 16 番 4 号
　　　　　電話（03）5689-5989　Fax（03）5689-8030
　　　　　郵便振替口座 00160-9-58753

印刷・製本　三報社印刷株式会社　　電話（03）3637-0005
広告取扱店　㈱日本医学広告社　　　電話（03）5226-2791

- 本誌に掲載する著作物の複製権・翻訳権・上映権・譲渡権・公衆送信権（送信可能化権を含む）は株式会社全日本病院出版会が保有します．
- JCOPY ＜(社)出版者著作権管理機構　委託出版物＞
  本誌の無断複写は著作権法上での例外を除き禁じられています．複写される場合は，そのつど事前に，(社)出版者著作権管理機構（電話 03-3513-6969，FAX 03-3513-6979，e-mail: info@jcopy.or.jp）の許諾を得てください．
- 本誌をスキャン，デジタルデータ化することは複製に当たり，著作権法上の例外を除き違法です．代行業者等の第三者に依頼して同行為をすることも認められておりません．